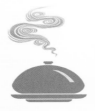

JOURNEY TO HEART

中等职业教育专业技能课教材
中等职业教育中餐烹饪专业系列教材

烹饪营养与配餐

PENGREN YINGYANG YU PEICAN（第2版）

主　　编　杜立华

副 主 编　王建明　夏海龙　李　铭

U0240318

重庆大学出版社

内容提要

本书分为走进营养、识别营养、保护营养、调配营养4个模块。本书以学生熟悉的案例进行导学，生动活泼，版面新颖，图文并茂，适合学生阅读。本着"以能力为本位、以应用为目的"的原则，书中还设计了学生活动、讨论探究、调查分析等板块，以培养学生的学习能力。本书还有内容丰富的知识拓展，以提高学生的学习兴趣，开阔学生的视野，为培养具有较高综合素质的人才打好基础。

本书既是中等职业教育中餐烹饪专业核心课程的教材，又是中等职业教育餐旅类专业的基础课教材，还可作为餐旅系统职工的培训教材。

图书在版编目（CIP）数据

烹饪营养与配餐 / 杜立华主编. -- 2版. -- 重庆：
重庆大学出版社，2021.8（2023.7重印）
中等职业教育中餐烹饪专业系列教材
ISBN 978-7-5624-9323-5

Ⅰ. ①烹… Ⅱ. ①杜… Ⅲ. ①烹饪—营养卫生—中等
专业学校—教材②膳食营养—中等专业学校—教材 Ⅳ.
①R154②R151

中国版本图书馆CIP数据核字（2021）第118136号

中等职业教育专业技能课教材
中等职业教育中餐烹饪专业系列教材

烹饪营养与配餐
（第2版）

主　编　杜立华
副主编　王建明　夏海龙　李　铭
责任编辑：沈　静　何雅棋　　版式设计：沈　静
责任校对：刘志刚　　　　　　　责任印制：张　策

*

重庆大学出版社出版发行
出版人：饶帮华
社址：重庆市沙坪坝区大学城西路21号
邮编：401331
电话：（023）88617190　88617185（中小学）
传真：（023）88617186　88617166
网址：http://www.cqup.com.cn
邮箱：fxk@cqup.com.cn（营销中心）
全国新华书店经销
重庆升光电力印务有限公司印刷

*

开本：787mm×1092mm　1/16　印张：9　字数：227千
2015年8月第1版　2021年8月第2版　2023年7月第9次印刷
印数：23 001—28 000
ISBN 978-7-5624-9323-5　定价：39.50元

中等职业教育中餐烹饪专业系列教材
主要编写学校

北京市劲松职业高级中学

北京市外事学校

上海市商贸旅游学校

上海市第二轻工业学校

广州市旅游商务职业学校

江苏旅游职业学院

扬州大学旅游烹饪学院

河北师范大学旅游学院

青岛烹饪职业学校

海南省商业学校

宁波市古林职业高级中学

云南省通海县职业高级中学

安徽省徽州学校

重庆市旅游学校

重庆商务职业学院

出版说明

2012 年 3 月 19 日教育部职成司印发《关于开展中等职业教育专业技能课教材选题立项工作的通知》(教职成司函〔2012〕35 号),我社高度重视,根据通知精神认真组织申报,与全国 40 余家职教教材出版基地和有关行业出版社积极竞争。同年 6 月 18 日教育部职业教育与成人教育司致函(教职成司函〔2012〕95 号)重庆大学出版社,批准重庆大学出版社立项建设中餐烹饪专业中等职业教育专业技能课教材。这一选题获批立项后,作为国家一级出版社和教育部职教教材出版基地的重庆大学出版社珍惜机会,统筹协调,主动对接全国餐饮职业教育教学指导委员会(以下简称"全国餐饮行指委"),在编写学校邀请、主编遴选、编写创新等环节认真策划,投入大量精力,扎实有序推进各项工作。

在全国餐饮行指委的大力支持和指导下,我社面向全国邀请了中等职业学校中餐烹饪专业教学标准起草专家、餐饮行指委委员和委员所在学校的烹饪专家学者、一线骨干教师,以及餐饮企业专业人士,于 2013 年 12 月在重庆召开了"中等职业教育中餐烹饪专业立项教材编写会议",来自全国 15 所学校 30 多名校领导、餐饮行指委委员、专业主任和一线骨干教师参加了会议。会议依据《中等职业学校中餐烹饪专业教学标准》,商讨确定了 25 种立项教材的书名、主编人选、编写体例、样章、编写要求,以及配套教电子学资源制作等一系列事宜,启动了书稿的撰写工作。

2014 年 4 月为解决立项教材各书编写内容交叉重复、编写体例不规范统一、编写理念偏差等问题,以及为保证本套立项教材的编写质量,我社在北京组织召开了"中等职业教育中餐烹饪专业立项教材审定会议"。会议邀请了时任全国餐饮行指委秘书长桑建先生、扬州大学旅游与烹饪学院路新国教授、北京联合大学旅游学院副院长王美萍教授和北京外事学校高级教师邓柏庚组成审稿专家组对各本教材编写大纲和初稿进行了认真审定,对内容交叉重复的教材在编写内容划分、表述侧重点等方面作了明确界定，要求各门课程教材的知识内容及教学课时，要依据全国餐饮行指委研制、教育部审定的《中等职业学校中餐烹饪专业教学标准》严格执行，配套各本教材的电子教学资源坚持原创、尽量丰富，以便学校师生使用。

本套立项教材的书稿按出版计划陆续交到出版社后，我社随即安排精干力量对书稿的编辑加工、三审三校、排版印制等环节严格把关，精心安排，以保证教材的出版质量。此套立项教材第 1 版于 2015 年 5 月陆续出版发行，受到了全国广大职业院校师生的广泛欢迎及积极选用，产生了较好的社会影响。

在此套立项教材大部分使用 4 年多的基础上，为适应新时代要求，紧跟烹饪行业发展趋势和人才需求，及时将产业发展的新技术、新工艺、新规范纳入教材内容，经出版社认真研究于 2020 年 3 月整体启动了此套教材的第 2 版全新修订工作。第 2 版修订结合学校教材使用反馈情况，在立德树人、课程思政、中职教育类型特点，以及教材的校企"双元"合作开发、新形态立体化、新型活页式、工作手册式、1+X 书证融通等方面做出积极探索实践，并始终坚持质量第一，内容原创优先，不断增强教材的适应性和先进性。

在本套教材的策划组织、立项申请、编写协调、修订再版等过程中，得到教育部职成司的信任、全国餐饮职业教育教学指导委员会的指导，还得到众多餐饮烹饪专家、各参编学校领导和老师们的大力支持，在此一并表示衷心感谢！我们相信此套立项教材的全新修订再版会继续得到全国中职学校烹饪专业师生的广泛欢迎，也诚恳希望各位读者多提改进意见，以便我们在今后继续修订完善。

重庆大学出版社

2021 年 7 月

前 言

（第2版）

2014年《中等职业学校中餐烹饪专业教学标准》正式颁布，《烹饪营养与配餐》一书以中等职业教育中餐烹饪专业的教学标准为依据编写而成，第1版于2015年正式出版。

本书力求体现现代职业教育改革的精神，注重国内外营养学发展的最新动向，以营养学理论知识为主线，通过对营养学基础知识、各种原料的营养价值、烹饪中营养的保护、营养餐的配制的学习，使学生掌握合理营养、平衡膳食、科学配餐的理论知识。

本书共分4个模块，分别是：走进营养、识别营养、保护营养、调配营养。本书以学生熟悉的案例进行导学，生动活泼。版面设计新颖，图文并茂，适合学生阅读。本着"以能力为本位、以应用为目的"的原则，本书还设计了学生活动、讨论探究、调查分析等板块，以培养学生的学习能力。本书还有内容丰富的知识拓展，以提高学生的学习兴趣，开阔学生的视野，为培养具有较高综合素质的人才打好基础。

《烹饪营养与配餐》第1版于2015年面世以来，因其较好地体现了课程改革、能力本位、实践导向的教材编写思想，受到了全国广大师生的好评。为了使本书更加完善，进一步适应职业教育教学改革和烹饪专业发展的要求，反映当前科技发展现状和烹饪职业教育研究的最新成果，编者经过广泛的调研，在本书第1版的基础上进行了必要的修订。

本着"去旧换新，删繁就简，易懂实用，利于教和学"的原则，第2版主要做了以下修订：

1. 删除了模块1每个项目中的"烹饪中的营养素"。如果简单描述，其涵盖的内容会不完整或笼统；如果篇幅过多，会偏离主题。

2. 增加和完善了模块 1 中的相关内容。由于删除了模块 1 的相关内容，整个教材显得头轻脚重，不利于教学，因此增加和完善了模块 1 的部分内容，并将部分内容有机融合在其他内容中。

本书由青岛烹饪职业学校杜立华任主编，青岛酒店管理职业技术学院王建明，青岛烹饪职业学校夏海龙、李铭任副主编。具体编写分工是：模块 1 由杜立华编写，模块 2 由李铭编写，模块 3 由王建明编写，模块 4 由夏海龙编写。全书由杜立华总纂。修订后本书仍保持原有的 4 个模块，本课程的总课时仍为 72 学时。

本书在编写过程中，得到了重庆大学出版社有关领导、编辑的大力支持，同时，还参考了同类专业书籍的资料和有关专家教授的相关著作，在此一并致以衷心的感谢。

由于编者水平有限，书中如有不妥之处，恳请各位专家及广大读者批评指正，以便再版时修订。

编　者
2021 年 3 月

前 言

（第 1 版）

本书以全国餐饮职业教育教学指导委员会制定的《中等职业学校中餐烹饪专业教学标准》为依据编写而成。烹饪营养与配餐是中餐烹饪专业的核心课程。本书适用于中餐烹调方向、中餐面点方向、营养配餐方向的所有学生。本书力求体现现代职业教育改革的精神，注重国内外营养学发展的最新动向，以营养学理论知识为主线，通过对营养学基础知识、各种原料的营养价值、烹饪中营养的保护、营养餐的配制的学习，使学生掌握合理营养、平衡膳食、科学配餐的理论知识。本书与职业资格技能鉴定内容相衔接，以有效地指导学生掌握职业资格技能鉴定的相关知识，考取相关证书。

本书由青岛烹饪职业学校杜立华任主编，青岛酒店管理职业技术学院王建明，青岛烹饪职业学校夏海龙、李铭任副主编。具体分工是：模块 1 由杜立华编写，模块 2 由李铭编写，模块 3 由王建明编写，模块 4 由夏海龙编写。全书由杜立华总纂。

本书在编写过程中，得到了世界中国烹饪联合会常务副秘书长桑建，扬州大学章海风教授，上海市第二轻工业学校校企合作办公室主任高级教师顾伟强，以及重庆大学出版社有关领导、编辑的大力支持，同时还参考了同类专业书籍，在此一并致以衷心的感谢。

由于编者水平有限，书中不妥与错误之处，恳请各位专家及广大读者批评指正，以便再版时修订。

编　者
2015 年 6 月

绪 论

万物生长靠太阳，一切生物的生存都要依赖于营养。从字面上讲，"营"就是谋求的意思，"养"就是使身心得到滋补和休息的意思。具体地说，营养就是生命体不断地从外界摄取所需营养物质以维持生命活动的整个过程。人的生命也是如此。

人生命的整个过程都离不开营养。人处于胎儿阶段时就必须从母体中获取自己所需要的一切营养物质，因此，孕妇的营养对孩子的健康有着至关重要的影响。婴幼儿和青少年时期的合理营养，对其身心的发育起着决定性的作用。合理的营养又是中老年保持生命活力、延缓衰老的重要物质基础。对于疾病患者来说，合理的营养可以增强机体抵抗力，促使其早日康复。

如果一个人能活到70岁以上，人的一生至少要吃大约76 000顿饭，共计要摄入60吨食物。事实上，饭只是营养物质的载体，人通过吃饭来获得人体所需要的各种营养物质和充足的能量，如此巨大数量的食物决定着人体的健康。我们把食物中所含的能够满足机体正常生理需要，维持生长发育和组织更新，使机体保持健康状态的营养物质称为营养素。人体需要的营养素有蛋白质、脂类、糖类、矿物质（无机盐）、维生素和水六大类。其中，蛋白质、脂肪、糖类因储存化学潜能，又称为产热营养素。营养素在人体内的功能可以概括为：①作为能量物质，供给人体所需的能量。②作为结构物质，构成和修补机体组织。③作为调节物质，维持人体正常的生理和生化功能。

"营养"一词，对于当今中国人来说，并不陌生。随着社会经济的发展，人们的膳食结构，正从温饱型向营养型过渡。在这个转变过程中，人们更加注重自己的饮食与健康，如果食物中某种营养素长期摄入过多或者不足就会对人体健康产生不利影响，甚至可能使人患上某种严重的疾病。为了身体健康，很多人甚至一味追求昂贵的营养保健品，无论这些营养保健品对人体有多大的营养价值，但这些营养保健品并不是我们所需营养物质的主要来源。如果忽视了正常生活饮食的合理供给，营养失衡的后果也就很难避免。因此，最关键的是精心选择、合理搭配、科学烹制食物，以避免营养素的缺乏、不均衡或者过剩。

作为一名餐饮工作者，我们更应该知道吃什么，吃多少，怎么吃。

编　者

2015 年 5 月

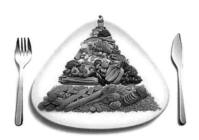

目 录

contents

模块 1	走进营养	1

项目 1　蛋白质 ……………………………………………… 2
项目 2　脂类 ………………………………………………… 7
项目 3　糖类 ………………………………………………… 11
项目 4　维生素 ……………………………………………… 16
项目 5　矿物质 ……………………………………………… 23
项目 6　水 …………………………………………………… 30

模块 2	识别营养	33

项目 1　谷物类原料的营养价值 …………………………… 34
项目 2　豆类及其制品的营养价值 ………………………… 39
项目 3　蔬菜类原料的营养价值 …………………………… 44
项目 4　禽畜类原料的营养价值 …………………………… 50
项目 5　水产品类原料的营养价值 ………………………… 56
项目 6　果品类原料的营养价值 …………………………… 60
项目 7　调味品类原料的营养价值 ………………………… 65

模块 3	保护营养	71

项目 1　储藏过程中营养素的变化与保护 ………………… 72
项目 2　加工过程中营养素的变化与保护 ………………… 75
项目 3　发酵过程中营养素的变化与保护 ………………… 78
项目 4　焯水过程中营养素的变化与保护 ………………… 80
项目 5　"穿衣"过程中营养素的变化与保护 …………… 83

目 录

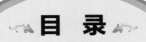

contents

项目 6　正式烹调过程中营养素的变化与保护 ……………………… 85

项目 7　荤素同烹、现吃现烹过程中营养素的变化与保护 ………… 92

模块 4　调配营养　96

项目 1　合理膳食、平衡营养与人体健康的关系 ………………… 97

项目 2　明确中国居民膳食指南目标 ……………………………… 101

项目 3　分析中国居民膳食结构状况及营养素参考摄入量 ……… 104

项目 4　掌握《食物成分表》的使用方法 ………………………… 110

项目 5　学会营养食谱的编制方法 ………………………………… 115

项目 6　正确进行营养食谱的制定与评价 ………………………… 122

参考文献 ……………………………………………………………… 129

模块 1

走进营养

模块导读

◇ 人一生吃饭的次数大约是 76 000 顿，共计要摄入 60 吨食物，如此巨大数量的食物决定着人体的健康。那么，食物中究竟含有哪些人体需要的物质？它们对人体有哪些作用？人体怎样才能获得这些物质？

学习内容

◇ 项目 1 　蛋白质
◇ 项目 2 　脂类
◇ 项目 3 　糖类
◇ 项目 4 　维生素
◇ 项目 5 　矿物质
◇ 项目 6 　水

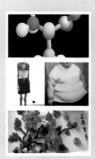

人体需要的六大类营养素及功能。

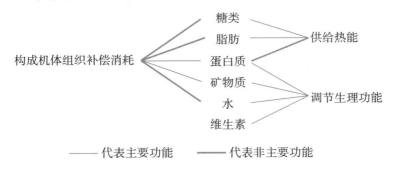

　　　　　　　　　　　　糖类
　　　　　　　　　　　　脂肪　　　——供给热能
构成机体组织补偿消耗　　蛋白质
　　　　　　　　　　　　矿物质
　　　　　　　　　　　　水　　　　——调节生理功能
　　　　　　　　　　　　维生素

　　　　—— 代表主要功能　　　—— 代表非主要功能

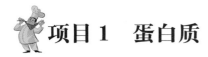

项目1　蛋白质

[学习导读]

　　2003年在安徽阜阳的农村，发生了一件怪事：那里的100多名婴儿，陆续患上了一种怪病。出生时本来健康的孩子，在喂养期间，开始变得四肢短小，身体瘦弱，尤其是婴儿的脑袋显得偏大。当地人称这些孩子为大头娃娃。还有13名婴儿，因为这种怪病而夭折。这些婴儿到底得了什么病？病因是什么呢？

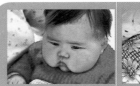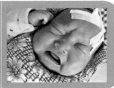

大头娃娃

[项目要求]

通过本项目的学习：

1. 掌握蛋白质的组成特点、营养学分类。
2. 理解蛋白质对人体的生理功能。
3. 了解食物蛋白质的生物价值、蛋白质的互补作用及应用。
4. 了解蛋白质的食物来源以及人体对蛋白质的需求量。

知识介绍

　　生命的产生和存在，都与蛋白质有直接关系，没有蛋白质就没有生命。蛋白质不仅是构成物质生物体的基本材料，而且还是催化、调节以及控制生命活动等过程的重要物质。它是生命的物质基础，没有任何物质能替代。如果人体对蛋白质长期摄入不足，就会对机体造成一定的损害。如果严重不足，可引起营养性水肿。因此，食物中的蛋白质是人体非常重要的一种营养素。

1.1.1 蛋白质的组成

1) 组成元素

蛋白质是一种化学结构非常复杂的有机化合物，主要由碳、氢、氧、氮等元素构成。其中，氮元素是蛋白质的特征元素，这些元素按照一定的结构构成各种不同的蛋白质。

2) 氨基酸

因为组成人体蛋白质的种类很多，性质、功能也各不相同，但都是由 20 种氨基酸按不同比例组合而成，并在体内不断进行代谢与更新，所以，氨基酸是构成蛋白质的最基本单位。食物中的蛋白质实际上也是由这些氨基酸组成的。食物中的蛋白质被人体消化后，转变为氨基酸被吸收，这些氨基酸在遗传物质的严格控制下合成各种人体所需要的蛋白质。人体对食物中蛋白质的需求实际就是对氨基酸的需求。

在人体内有一部分氨基酸不能合成或合成速度极慢，不能满足机体需要，而必须由食物蛋白质供给，这部分氨基酸被称为"必需氨基酸"。对于成年人来说，必需氨基酸有：赖氨酸、缬氨酸、苏氨酸、亮氨酸、异亮氨酸、蛋氨酸、苯丙氨酸、色氨酸。对于儿童来说，除以上 8 种必需氨基酸之外，还包括组氨酸。当食物中任何一种必需氨基酸不足时，即可造成体内氨基酸的不平衡，使其他氨基酸不能被利用，机体生理机能失常，发生疾病。在人体内还有一部分氨基酸也是人体需要的，但能够在体内合成，不一定通过食物供给，称为"非必需氨基酸"。非必需氨基酸有：甘氨酸、丙氨酸、丝氨酸、天门冬氨酸、谷氨酸等。必需氨基酸和非必需氨基酸都是人体需要的氨基酸。

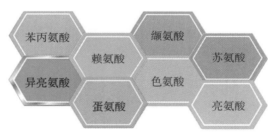

人体必需氨基酸

1.1.2 蛋白质的分类

在营养学上，根据食物蛋白质所含氨基酸的种类和数量的不同，可以将蛋白质分为以下三大类。

蛋白质的分类及比较

种　类	含氨基酸的情况	对人体的作用	存在的形式
完全蛋白质	必需氨基酸种类齐全，数量充足	维持成人的健康，促进儿童的生长发育	动物性原料及植物中的大豆
半完全蛋白质	必需氨基酸种类较为齐全，但含量不均匀	可以维持生命，但不能促进生长发育	米、小麦、大麦、土豆等
不完全蛋白质	必需氨基酸种类不齐全	不能维持正常健康，不能促进生长发育	动物骨皮、蹄筋，玉米和豌豆等

1.1.3　蛋白质的生理功能

1）构成、修补和更新人体器官组织

蛋白质是构成人体组织细胞的重要成分，人体各种器官、组织都是由蛋白质组成的，如人体的脑、神经、内脏、头发、指甲等都含蛋白质。身体的生长发育，衰老组织更新，疾病和创伤后组织细胞的修补，都离不开蛋白质。因此，人体每天必须从食物中摄取一定数量的蛋白质用于构成和修补机体组织，以维持机体的健康状态。

2）调节生理功能

调节人体生理功能的多种激素，也是由蛋白质或其衍生物构成的，如生长激素、胰岛素等。酶是由活细胞产生的具有特殊催化作用的一类蛋白质。由于人体新陈代谢的进行是通过许多生化反应实现的，而这些反应都需要酶的作用，因此，酶能调节新陈代谢。酶在体温正常的情况下，广泛参与人体的各种生理活动。

3）供给热能

蛋白质在人体内的主要功能并不是供给热能，但是死亡的或损伤的组织细胞中的蛋白质，将不断分解释放能量。此外，每天从食物中获取的蛋白质中有一些不符合机体需要，或者数量过多，也将被氧化分解释放能量。如果其他生热营养素提供的热能不能满足机体需要时，人体就会动用膳食中的大量蛋白质供给部分热量。由蛋白质提供的热能占身体总能量的10%～15%。

4）构成抗体和干扰素

血液中的抗体具有保护机体免受细菌和病毒的侵害，提高机体抵抗作用，抗体也是由蛋白质构成的。近年来，被誉为抑制病毒的法宝和抗癌生力军的干扰素，也是一种糖和蛋白质的复合物。

5）运输功能

人体内氧气和二氧化碳的运输是通过血液中的血红蛋白来完成的。许多重要物质的转运以及遗传信息的传递也是通过蛋白质完成的。

1.1.4　蛋白质的生物价值

1）蛋白质的生物价值

蛋白质的生物价值指的是蛋白质被消化吸收后在体内的利用程度。食物蛋白质的生物价值与该蛋白质的氨基酸模式密切相关。氨基酸模式是指蛋白质中各种氨基酸的含量、种类以及彼此间的比例。食物蛋白质的氨基酸模式与人体所需氨基酸的模式越接近，其生物价值越高营养价值越高。一般来说，动物性食物中蛋白质的生物价值，都显著高于植物性食物中的蛋白质的生物价值。其中，动物性食品中以鸡蛋最高，牛乳次之，植物性食品以大米、白菜较高。

2）蛋白质的互补作用

在自然界中，没有任何一种单一的食物能够完全满足人体对氨基酸的需求，因为食物中

一种或者几种必需氨基酸缺少或数量不足，就会使食物蛋白质在合成机体蛋白质的过程中受到限制，从而限制了这种蛋白质的营养价值，这类氨基酸被称为限制氨基酸。如小麦中缺乏赖氨酸，赖氨酸就是它的限制氨基酸。将两种或两种以上食物蛋白质混合食用时，其中所含有的必需氨基酸就可以相互配合、取长补短，使氨基酸比值更接近人体需要的模式，从而提高了混合蛋白质的生物价值，这种作用称为蛋白质的互补作用。北方人常吃的玉米面和黄豆面混合而成的杂合面儿，玉米蛋白赖氨酸、色氨酸少，所以生物价值低，而黄豆蛋白质中这两种氨基酸含量高，弥补了玉米的不足，提高了蛋白质的营养价值。

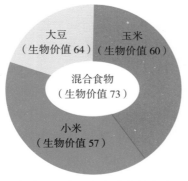

大豆、玉米、小米的生物价值
及混合食物生物价值

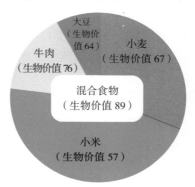

大豆、牛肉、小麦、小米的生
物价值及混合食物生物价值

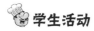 学生活动

> 按照中国的传统食俗，在农历腊月初八时喝"腊八粥"，根据各地的情况可选择 8 种不同的豆、米或其他食材共同煮粥，平时我们也有喝八宝粥的习惯，从营养学的角度讨论分析八宝粥的科学性。

1.1.5　蛋白质的供给量和食物来源

蛋白质的供给量与膳食蛋白质的质量有关。蛋白质主要来自蛋、奶等食品，供给量是每日每千克体重 0.75 g。我国人民的膳食以植物性食物为主，蛋白质质量较差，供给量是每日每千克体重 1.0 ~ 1.2 g。如果优质蛋白质（动物蛋白和大豆蛋白）的摄入量能达到蛋白质摄入总量的 40%，则供给量可少于上述数字。蛋白质含量高的食物有肝、蛋、瘦肉、豆和豆制品、奶和奶制品等；含量中等的食物有米、面等谷类食物；瓜、果、蔬菜等蛋白质含量很少。

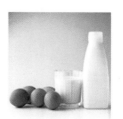

含有蛋白质的食物

1.1.6　烹饪中的蛋白质

植物性食物中的蛋白质，由于被纤维素性的细胞壁包裹着，不易与胃肠液中的消化酶接触，因此难以消化吸收。除了食物品种以外，在烹饪过程中烹调方法也会影响蛋白质的消化率。

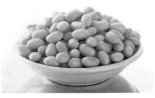

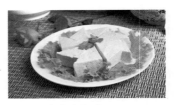

整粒大豆的蛋白质消化率 60%　　　　　　　　豆腐消化率 90%

　　在一般烹调的情况下，动物性食物（如奶、蛋、肉类）的蛋白质消化率可达 90% 以上，而植物性食物（如米、面）的蛋白质消化率只有 80% 左右。一般温度的加热，可以使食物中的蛋白质结构发生改变，有利于消化，但温度过高的加热或加热时间过长，不仅会使蛋白质的消化率下降，而且一部分氨基酸会被破坏。

🧁 讨论研究

　　2008 年 6 月 28 日，位于甘肃省兰州市的中国人民解放军第一医院泌尿科收到第一例婴儿患有"双肾多发性结石"和"输尿管结石"的病例。随后，全国各地数十名婴儿患相同疾病。调查发现，患儿多有食用"三鹿"牌婴幼儿配方奶粉的历史。经相关部门调查，发现石家庄三鹿集团股份有限公司生产的"三鹿"牌婴幼儿配方奶粉受到三聚氰胺污染。三聚氰胺是一种化工原料，可用于装饰板的制作，用于氨基塑料、黏合剂、涂料、纺织助剂等。三聚氰胺常被不法商人用做食品添加剂加入奶粉中，这种不法行为具有非常大的危害性。那么，为什么要在奶粉中加入三聚氰胺呢？

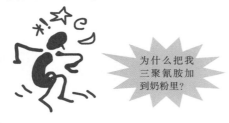

为什么把我三聚氰胺加到奶粉里？

🧁 调查分析

　　到超市调查不同品牌的纯牛奶、乳饮料的成分及其价格。

　　想一想：选择乳饮料替代纯乳合适吗？

  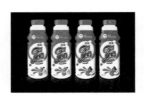

🧁 知识拓展

膳食搭配的原则

　　……中，应注意食物种类多样化的膳食营养结构，避免偏食。在膳食中要提倡荤……混食，粗细粮混合等调配方法，对提高蛋白质的营养价值具有重要的实际意……安排中应遵循以下 3 个原则。

　　……中搭配的食物种类越多越好。

　　……的食物种属越远越好。将动物性食物与植物性食物搭配在一起，比单纯的植物性食物搭配组合更有利于提高蛋白质的生理价值。

③ 提倡杂食。最好是同时吃多种不同的食物。

总之，日常膳食要荤素搭配、粮菜兼食、粮豆混合、粗粮细作，以提高食物蛋白质的消化吸收率。

项目 2　脂　类

[学习导读]

格陵兰岛位于北冰洋，在格陵兰岛上居住的人以捕鱼为生，他们极难吃到新鲜的蔬菜和水果。就医学常识来说，常吃动物脂肪而少食蔬菜水果易患心脑血管疾病。但事实恰恰相反，他们不仅身体非常健康，而且在他们当中很难发现高血压、冠心病、脑中风、糖尿病、风湿性关节炎、癌症等疾病。

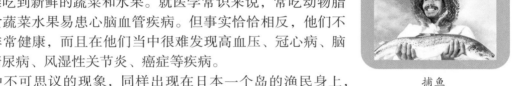

捕鱼

这种不可思议的现象，同样出现在日本一个岛的渔民身上，这难道仅仅是巧合吗？

[项目要求]

通过本项目的学习：

1. 掌握脂类的组成和分类。
2. 掌握脂肪酸的分类。
3. 掌握必需脂肪酸的定义以及对人体的生理学意义。
4. 理解脂类对人体的生理功能。
5. 了解脂类的食物来源和人体对脂类的需求量。
6. 了解烹饪中常见的脂类。

知识介绍

脂类是人体重要的产热营养素，是体内主要的储能物质，也是构成生物膜的重要成分。

1.2.1　脂类的组成

脂类是机体的重要组成成分，它由碳、氢、氧 3 种元素组成。少数脂类还含有磷、氮等元素。由于脂类所含碳、氢的比例比糖类要多，而氧的比例小，因此脂类比糖类发热量要大。

1.2.2　脂类的分类

脂类是脂肪和类脂的总称。

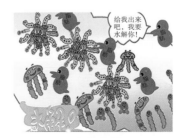

脂肪分解

1）脂肪

脂肪是由一分子的甘油和三分子的脂肪酸缩合而成，又称甘油三酯。

$$
脂类
\begin{cases}
脂肪 \begin{cases} 甘油 \\ 脂肪酸 \end{cases} \\
类脂：磷脂、胆固醇
\end{cases}
$$

脂肪的分类与比较

种　类	常温下状态	存在方式	举　例
油	液体	植物	豆油、花生油
脂	固体	动物	猪脂、羊脂

动物脂肪在常温下一般为固态，习惯上称为脂，如猪脂、牛脂、羊脂等。植物脂肪在常温下一般为液态，习惯上称为油，如花生油、豆油、菜籽油等。动物脂肪和植物油统称为油脂。类脂则是一类在某些理化性质上与脂肪类似的物质，包括磷脂和胆固醇。

（1）脂肪酸

脂肪水解后生成甘油和脂肪酸，脂肪酸是组成脂肪的主要成分。脂肪酸的种类很多，可分为饱和脂肪酸和不饱和脂肪酸。饱和脂肪酸是指分子结构中仅有单键的脂肪酸。不饱和脂肪酸又可以分为单不饱和脂肪酸、多不饱和脂肪酸两类。单不饱和脂肪酸是指分子仅有一个双键的脂肪酸，而多不饱和脂肪酸则是分子结构中有两个或两个以上双键的脂肪酸。双键越多，脂肪的不饱和程度越高，营养价值也就越高（如一般植物油中的亚油酸）。动物的脂肪中，不饱和脂肪酸很少，植物油中则比较多。膳食中饱和脂肪酸太多的脂肪会引起人体动脉粥样硬化，因为脂肪和胆固醇均会在血管内壁上沉积而形成斑块，这样就会妨碍血流，产生高血压。

脂肪酸的分类与比较

比较项目	饱和脂肪酸	单不饱和脂肪酸	多不饱和脂肪酸
结构	无双键，仅有单键	一个双键	两个或两个以上双键
主要来源	动物脂肪、椰子油、棕榈油	橄榄油、菜籽油、花生油、玉米油	葵花籽油、粟米油、海洋鱼油

🧑‍🍳 学生活动

右图是某品牌食用油的广告，称此种油"平衡营养更健康"，并打出"1：1：1"的标志，请探讨分析：

1. 广告中的"1：1：1"的含义。

2. 为什么这种油"平衡营养更健康"？

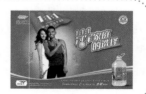

（2）必需脂肪酸

对我国绝大部分居民而言，从日常饮食中摄取的脂肪酸主要是饱和脂肪酸、单不饱和脂肪酸和以亚油酸为主的多不饱和脂肪酸。对于饱和脂肪酸和单不饱和脂肪酸,人和动物一样,可以利用自身吸收的糖和蛋白质来制造,但人体不能制造亚油酸和亚麻酸。这两种脂肪酸必须从食物中摄取,而且只要有了这两种脂肪酸,人体就可以合成其他多种不饱和脂肪酸。人体生理活动必不可少,但人体内不能合成或合成不足,而必须由食物供给的多不饱和脂肪酸,称为"必需脂肪酸"。必需脂肪酸在体内对大脑、视力、皮肤和肾功能健全十分重要,缺乏会产生一系列症状,如生长迟缓、皮炎等。另外,必需脂肪酸对预防心血管疾病有益。

鱼油的主要成分是 EPA 和 DHA,它们属于多不饱和脂肪酸。天然的 EPA 主要存在于浮游生物及藻类植物中,鱼类等海洋动物采食后,在其体内进一步转化变成 DHA。EPA 和 DHA 主要储存在鱼类脂肪组织中且含量最多,所以人们称之为鱼油。鱼油的主要功能之一,可参与脑神经细胞生物膜的构成,增强中枢功能,具有促进智力发育的作用,因此被人们称之为"脑黄金"。

2)类脂

(1)磷脂

磷脂是细胞膜的构成成分,可以帮助脂类或脂溶性物质如脂溶性维生素、激素等通过细胞膜,促进细胞内外物质交换。磷脂有利于脂肪吸收、转运和代谢,防止脂肪肝的形成,有利于胆固醇的溶解和排泄,从而起到降血脂、防止动脉粥样硬化的作用。食物中所含的磷脂主要是卵磷脂和脑磷脂,主要从蛋黄、瘦肉、动物脑、肝、肾中获得,大豆、花生等坚果中含量也很丰富,尤其是大豆卵磷脂降血脂的作用更优于动物食物中的卵磷脂。卵磷脂是大脑必需的营养成分,儿童和老年人都要特别注意选择富含卵磷脂的食物,以促进大脑的发育、延缓脑功能的衰老。

(2)胆固醇

胆固醇是构成人体细胞膜的基本成分,有助于脂肪的消化吸收,在皮肤中的 7- 脱氢胆固醇,经日光紫外线的作用可以变成维生素 D,有助于钙、磷的吸收,防止佝偻病的发生。血液中的胆固醇增高与高脂血症有密切关系,这也是人们惧怕胆固醇的原因。

1.2.3　脂肪的生理功能

1)供给人体热量

脂肪是体内储存能量和供应能量的重要物质,1 g 脂肪在体内可产生 9 kcal(37.56 kJ)的热能。

2)维持正常体温,保护机体

脂肪对各组织器官有缓冲机械冲击,固定位置的保护作用。皮下脂肪有保温作用。

3)构成机体组织细胞

类脂中的磷脂、胆固醇是多种组织和细胞的各种膜的组成成分。

4)提供给人体必需脂肪酸

人体所必需的脂肪酸,主要靠膳食脂肪来提供。必需脂肪酸能促进发育、维持皮肤毛发还有利于妊娠和授乳。必需脂肪酸与胆固醇也有密切关系。若缺乏必需脂肪酸,胆固醇也会在体内沉积,从而导致某些血脂疾病。

5）促进脂溶性维生素的吸收

脂肪酸是脂溶性维生素 A、维生素 D、维生素 E、维生素 K 的良好溶剂。这些维生素随着脂肪的吸收被吸收。当饮食中脂肪缺乏或脂肪吸收障碍时，体内脂溶性维生素也会缺乏。

另外，由于脂肪在胃内停留时间长，因此富含脂肪的食物具有较高饱腹感。同时，脂肪还能增加膳食美味。

1.2.4　脂肪的供给量和食物来源

根据年龄、体重、工作种类的不同，脂肪的日供给量也不同。一般认为，成年人每日摄入 50 g，占总热量的 20% ~ 25% 为宜。在计划膳食时，除脂肪的供给量外，还应考虑到脂肪的"质量"，即含不饱和脂肪酸多的植物油应该多一些，含饱和脂肪酸多的动物脂少一些，植物油与动物脂的比例最好为 2∶1。供给人类脂肪的食物，在动物性食物中主要有猪油、牛脂、羊脂、肥肉、奶类、蛋类及其制品。植物性食物中有大豆油、菜籽油、花生油、芝麻油。膳食中烹调用油是脂肪的主要来源。

讨论探究

脂肪是人体必需的营养素，但现在提起脂肪，令人色变。油炸食品更是糟糕，被称为垃圾食品，尤其是使用反复高温炸过的油脂，危害更大，那么油炸食品究竟存在怎样的问题呢？

调查分析

调查市场销售的各种食用油类，了解各种油的营养成分及各种油比较适宜的烹调方法。

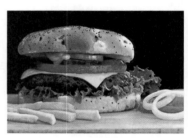

三明治

知识拓展

反式脂肪酸——健康的隐形杀手

反式脂肪酸是人体不必要的物质，过多地摄入会导致高血压、高血糖、心血管等疾病。世界各地的健康管理机构建议将反式脂肪酸的摄取量降至最低。当高温或长时间烹调时，越

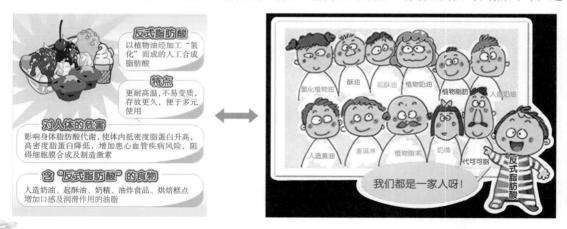

是富含单不饱和脂肪酸或多不饱和脂肪酸的油类（如豆油）越容易产生反式脂肪——因为不饱和脂肪酸很"活跃"，容易被氧化。这些油适合凉拌、炖煮或者不冒油烟的快炒菜。煎炸食品时可以考虑用猪油、棕榈油等饱和度更高的油脂。

项目3 糖 类

[学习导读]

每天下班后到健身房运动是阿丽多年的习惯，由于时间匆忙，阿丽的晚餐通常都留在健身后才吃，而为了保持健身的"成果"，阿丽健身后拒绝米饭、面等一切淀粉类的食物，就吃水果再喝点酸奶。阿丽这样的饮食习惯源于一种在白领中相当流行的"低碳水化合物减肥法"。几年下来，阿

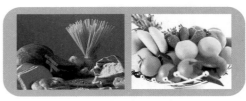

含有糖类的食物

丽的身材确实保持得非常苗条。但在最近一段时间每次运动结束后，阿丽都会感觉全身肌肉无力，整个人非常疲惫，甚至记忆力下降。阿丽为什么会出现这种状况呢？

[项目要求]

通过本项目的学习：
1. 掌握糖类的组成和分类。
2. 理解糖类的生理功能。
3. 了解糖类的食物来源和人体对糖类的需求量。
4. 了解糖类在烹饪中的运用。

知识介绍

糖类是人体所必需的营养成分之一，是自然界中分布最广、含量最丰富的有机物。人类食物中的糖主要靠植物性食物供给。绿色植物利用水、二氧化碳和光能通过光合作用合成糖。

1.3.1 糖类的组成

糖类由碳、氢、氧3种元素构成，由于大部分糖的分子式中氢与氧原子数之比往往是2：1，刚好与水分子中氢与氧原子数之比相同，因此糖类又有"碳水化合物"之称。后来发现有些不属于糖类的物质，它们的分子也有同样的元素组成比例。而另一些属于糖类的物质，则又不符合这一比例，所以碳水化合物这一名词是不确切的。

1.3.2 糖类的分类

糖类是根据分子组成的大小和其水解情况分类的，凡是不能水解成更小分子的糖类为单

糖；凡是能水解成两个单糖分子的糖类为双糖；凡是能水解为多个单糖分子的糖类称为多糖。

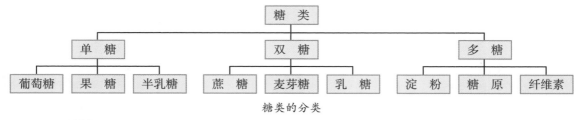

糖类的分类

1）单糖

单糖是糖类的基本单位，不能再水解成更小的糖分子，可直接被人体吸收，有甜味。其中，葡萄糖、果糖、半乳糖对人体有重要的生理意义。

（1）葡萄糖

葡萄糖最初是从葡萄汁中分离得到，并由此得名。葡萄糖以游离的形式存在于动植物的浆液中，尤其是水果、蜂蜜、血浆、淋巴液中。葡萄糖是生命不可缺少的物质，在人体内氧化成二氧化碳和水，是能量的来源。人体血糖中的主要成分就是葡萄糖，血糖降低时，人会昏迷、休克甚至死亡。

（2）果糖

果糖大量存在于水果的浆汁和蜂蜜中，是所有糖中最甜的一种，比蔗糖的甜度约超1倍。果糖可用做食物、营养剂和防腐剂等。

（3）半乳糖

半乳糖是双糖类的乳糖经消化后，一半转变为半乳糖一半转变为葡萄糖得来的，因此它在自然界中不能单独存在。

2）双糖

双糖是由两个分子单糖脱去一个分子水缩合而成的化合物。在营养学上，对人体有重要意义的双糖有蔗糖、麦芽糖和乳糖3种。

（1）蔗糖

蔗糖广泛存在于植物中，尤以甘蔗和甜菜中含量最多，甘蔗含蔗糖约20%。常见的蔗糖主要包括红糖、白砂糖、白绵糖、冰糖、方糖等。蔗糖极易溶于水，熔点160～180 ℃，加热至220 ℃便成为棕褐色的焦糖。制作菜点时经常利用蔗糖焦糖化作用上色。蔗糖以其甜美的口味和独特的功能，在食品中发挥了重要的作用，如制作拔丝菜品。

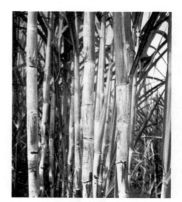

甘蔗

（2）麦芽糖

麦芽糖大量存在于发芽的谷粒，特别是麦芽中，故得此名称。麦芽糖是由两分子葡萄糖缩合失水而成的。淀粉在淀粉酶的作用下水解即得麦芽糖。麦芽糖是饴糖的主要成分，饴糖是烹饪中的常用原料，如烤鸭、烧饼等食品制作时常用饴糖。

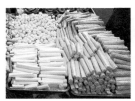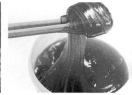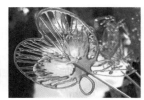

麦芽糖

（3）乳糖

乳糖是哺乳动物乳汁中主要的糖。牛奶含乳糖 4%，人乳含 5%～7%。乳糖是由一分子葡萄糖和一分子半乳糖缩合失水而成的。乳糖不易溶解，味道不甜，能在酸或酶的作用下水解生成葡萄糖和半乳糖。部分人因体内缺少分解乳糖的酶，不能或者仅能少量地分解、吸收乳糖，而大量乳糖因未被吸收、在肠道细菌的作用下产酸、产气，引起肠胃不适、胀气、痉挛和腹泻，这部分人有不同程度的乳糖不耐受症。

3）多糖

多糖普遍存在于动、植物食品中，是动、植物的储存物质，无甜味。在营养学上重要的多糖有淀粉、糖原、纤维素等。

（1）淀粉

淀粉是一种最重要的多糖，也是人类膳食中热能的主要来源，广泛存在于植物块根、块茎和种子中。淀粉是由许多葡萄糖分子脱水缩聚而成的高分子化合物。由于其碳原子连接方式不同，可分为直链淀粉和支链淀粉。直链淀粉能溶于热水，而支链淀粉只能在热水中膨胀，而不溶于热水，支链淀粉在链状结构上还有分支。淀粉不溶于冷水，但和水共同加热至沸，就会形成糊状（这个性质叫作淀粉糊化），具有胶黏性，这种胶黏性遇冷产生胶凝作用，例如粉丝、粉皮就是利用淀粉这一性质制成的。淀粉在烹饪调味中占有重要位置，调汁、勾芡都离不开淀粉。在烹调的其他技法上，例如挂糊、上浆、拍粉也起着重要作用。利用淀粉作为配料或主料的食品有：各种粉肠、灌肚、凉粉、火腿等。

（2）糖原

糖原在动物体内，好像淀粉在植物中那样，起着储存物质的作用，称作动物淀粉。当人体内缺乏葡萄糖时，糖原即分解为葡萄糖进入血液以供消耗；当人体内葡萄糖增多时，多余的葡萄糖又会变成糖原储存在肝脏和肌肉中。

（3）纤维素

纤维素是指食物中在人体肠道内不被消化的植物性物质。纤维素包括不可溶性的纤维素、半纤维素木质素，可溶性的果胶、树胶和粘胶等多糖物质。因为膳食纤维是人类治病增寿不可缺少的一种营养物质，所以又被称为第七类营养素。膳食纤维不能为人体所利用，因为人体不具有分解纤维素的酶。但它们是非常重要的膳食成分。

首先，膳食纤维具有降低血浆胆固醇的作用，这被认为是膳食纤维可防治高胆固醇血症和动脉粥样硬化等心血管疾病的原因。富含水溶性纤维的食物，如燕麦、大麦，荚豆类和蔬菜等的膳食纤维被摄入后一般可降低血浆总胆固醇的 10%～50%，主要是降低低密度脂蛋白胆固醇。

其次，能改善血糖生成。膳食纤维可包裹糖类延缓吸收，刺激肠胃蠕动，使糖类快速通过消化道，从而降低餐后血糖的生成，对治疗糖尿病有利。

再次，能改善大肠功能。膳食纤维可以缩短食物残渣通过大肠的时间，增加粪便量及排便次数，稀释大肠内容物，为正常存在于大肠内的菌群提供可发酵的底物。膳食纤维可使肠内细菌产生的有毒物质快速排出，减少与肠黏膜接触的时间，有助于预防结肠癌、痔疮，治疗习惯性便秘。

但是，过多的食物纤维可降低营养素的利用率，如较大量的膳食纤维会降低脂肪和蛋白质的利用率，也可能会影响钙、铁的吸收，但如适量摄入则利多弊少。只要我们粗细杂粮搭配合理，多食些蔬菜水果，食物纤维素就会对人体的健康长寿有益。

1.3.3 糖类的生理功能

1）供给能（热）量

糖类是人体重要的能源物质。1 g 单糖在体内经氧化可产生 4 kcal（16.2 kJ）的能量，是人类最主要的供能物质，也是最经济的供能物质。体内许多组织、器官需要糖提供能量，如肌糖原是肌肉活动最有效的能量来源。血液中的葡萄糖是神经系统、脑细胞能量的唯一来源。同时也为蛋白质代谢提供能量。当血糖（血液中的葡萄糖）浓度降低时，脑组织因缺乏能源而发生功能障碍，出现头晕、心悸、出冷汗及饥饿感等；当血糖过低时，可出现低血糖昏迷。反之，如果血糖浓度过高，肾脏就无法把葡萄糖阻留在血液里，造成葡萄糖进入尿液，引起糖尿。

2）构成身体组织

糖在机体中参与许多生命活动过程。如糖蛋白是细胞膜的重要成分，粘蛋白是结缔组织的重要成分，糖脂是神经组织的重要成分。

3）保肝解毒

肝脏是人体的解毒器官，当肝糖原储备较丰富时，人体对某些细菌毒素的抵抗力就会相应增强，可以起到保护肝脏的作用，同时提高了肝脏的正常解毒功能。

4）节约蛋白质

糖类广泛分布于自然界，来源容易。用糖供给热能，可节省蛋白质，而使蛋白质主要用于组织的建造和再生。

5）抗生酮作用

脂肪在人体内完全氧化，需要靠糖供给能量，当人体内糖不足，或身体不能利用糖时（如糖尿病人），所需能量大部分要由脂肪供给。脂肪氧化不完全，会产生一定数量的酮体，它过分聚积使血液中酸度偏高，碱度偏低，会引起酮中毒而昏迷，所以糖有抗生酮作用。

6）增强肠道功能合成维生素

糖类食物中不被机体消化吸收的纤维素可促进肠道蠕动，防止便秘，又能给肠腔内的微生物提供能量，合成 B 族维生素。

7）增进食欲

糖不仅可作为食物，而且可作为调料。糖是烹调加工中不可缺少的原料，能调节食物风味，增加食欲。

1.3.4　糖类的供给量及食物来源

糖类的供给量依工作性质、劳动强度、饮食习惯、生活水平而定。一般认为，由糖所提供的热量应占总热量的 55% ~ 65%。成年人每日每千克体重需糖 4 ~ 6 g，而纯糖（单、双糖）不得超过总糖供给量的 5%。

膳食中糖类主要来源于谷类和根茎类食品，其次来自食糖。蔬菜、水果中除含少量单糖外，是纤维素和果胶的主要来源。

🧁 讨论探究

不适合喝牛奶的人为什么可以饮用"舒化奶"？

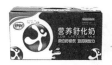

营养舒化奶

🧁 调查分析

2020 年新冠肺炎在全世界大爆发，在抗击疫情的过程中，针对我国居民的饮食习惯，有专家提出："每天早餐要有充足的牛奶、鸡蛋，不许吃粥。"这一观点在网上引起热议。请在同学中调查早餐的食用情况，结合所学营养学知识对专家的观点进行分析论证。

🧁 知识拓展

木糖醇

木糖醇是一种具有营养价值的甜味物质，也是人体糖类代谢的正常中间体。一个健康的人，即使不吃任何含有木糖醇的食物，血液中也含有 0.03 ~ 0.06 mg/100 mg 的木糖醇。在自然界中，木糖醇广泛存在于各种水果、蔬菜中，但含量很低。商品木糖醇是用玉米芯、甘蔗渣等农业作物，经过深加工制得的，是一种天然健康的甜味剂。木糖醇白色晶体，外表和蔗糖相似，是多元醇中最甜的甜味剂，味凉，甜度相当于蔗糖，热量相当于葡萄糖，是未来的甜味剂，是蔗糖和葡萄糖的替代品。木糖醇是防龋齿的最好甜味剂（这也是木糖醇最早被我们所认识的一个特点），已在 25 年的时间内，不同情况下得到认证。木糖醇可以减少龋齿这一特性，在高危险率人群（龋齿发生率高、营养低下、口腔卫生水平低）和低危险率人群（利用当前所有的牙齿保护措施保护牙齿，牙洞产生率低）中均适用。

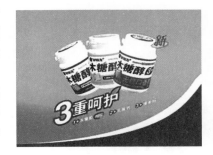

项目 4　维生素

[学习导读]

"怪病"肆虐欧洲远洋船队

1498 年，葡萄牙 Gama 号船队绕好望角航行时，160 名船员中有 100 多名不战而死。
1519 年，葡萄牙航海家麦哲伦率领的远洋船队航行中，有的船员牙床破裂了，有的船员

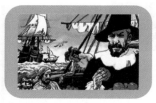

流鼻血，有的船员浑身无力。待船到达目的地时，原来的 200 多人，活下来的只有 35 人。在这以后的多次航海中，不明原因的死亡严重威胁着船员的生命。

但是，15 世纪我国明代郑和率领的庞大中国远洋船队前后共 7 次下西洋，人数多达 2.8 万人，每次航行时间长达 2 ~ 3 年，但郑和船队的船员从来没有患过类似疾病而死亡。为什么几次航海会有不同的结果呢?

航海中的船员

[项目要求]

通过本项目的学习：

1. 掌握维生素的概念和分类。
2. 了解各种维生素的性质、生理功能、缺乏症及食物来源。

知识介绍

进入 20 世纪后，随着科学的发展，科学家们才发现：为了维持人体健康，除了需要蛋白质、脂肪、糖类、矿物质和水外，还必须有各种维生素。

1.4.1　维生素的定义

维生素是维持机体正常代谢所必需的一类低分子有机化合物。维生素虽然不能提供能量，也不是人体组织结构组成部分，人体需要的数量也很少，但身体自身不能合成或合成数量很少，必须由食物提供。

1.4.2　维生素的分类

维生素根据发现的先后次序，在维生素后面加上字母 A，B，C，D 等来命名。也有的根据它们的化学结构特点或生理功能来命名，如硫胺素、抗坏血酸等。维生素的种类很多，目前已知的有 20 多种，他们的化学性质与结构的差异性很大。根据他们溶解性质的不同可分为脂溶性维生素和水溶性维生素两大类。

脂溶性维生素不溶于水，只溶于油脂，它们在肠道内的吸收受脂肪的影响。如脂肪吸

收不良，脂溶性维生素的吸收也随之降低。在脂肪吸收正常的情况下，如果维生素 A、维生素 D 摄入过多，将在人体内脂肪中过量蓄积而引起中毒。水溶性维生素在体内几乎不能储备，摄入过多时，多余的部分会随尿排出。但个别水溶性维生素摄入过量也有一定不良作用。

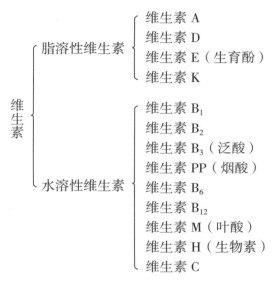

1.4.3 脂溶性维生素

1）维生素 A

维生素 A 对酸、碱、热都很稳定，但易被氧化而失去生理功能，常用的烹调方法对维生素 A 无严重的破坏，但长时间剧烈加热如油炸，可使其遭到破坏。维生素 A 只存在于动物性食物中。人体内的维生素 A 有两个来源。

$$维生素\ A \begin{cases} 动物性食物 \\ 植物性食物：\beta\text{-}胡萝卜素 \xrightarrow{\ \ 人体肝脏内\ \ } 维生素\ A \end{cases}$$

（1）维生素 A 的生理功能

①维生素 A 能促进眼睛视网膜细胞内感光物质视紫红质的合成与再生，以维持正常视觉。当人体由亮处进入昏暗环境中时，依靠视紫红质对弱光的敏感性能看清在暗光处看不清的东西。如果维生素 A 缺乏，就会影响视紫红质的合成速度或停止合成，引起夜盲症，民间称"雀目眼"。

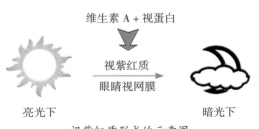

视紫红质形成的示意图

②维持皮肤的黏膜等上皮组织的正常状态。维生素 A 缺乏时，上皮细胞退化，黏膜分泌较少，出现皮肤粗糙、拖屑、眼结膜干燥、发炎，从而导致各种眼疾。

③促进生长和骨骼发育。主要与维生素 A 有促进蛋白质合成和骨骼细胞的分化有关。

④增加人体对疾病的抵抗力。

（2）供给量和食物来源

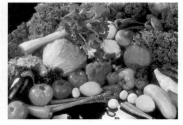

维生素 A 丰富的食物

我国营养学会推荐的维生素 A 供给量，成年人不分男女每日均为 800 µg 视黄醇当量，孕妇、乳母为 1 000 ~ 1 200 µg 视黄醇当量，儿童略低于成年人。在质量方面，供给 1/3 最好来自动物性食物。

维生素 A 最好来源是动物肝脏，其次是奶油和蛋黄。植物性食物中，以红、黄、绿色的蔬菜和水果（如胡萝卜、红心番薯、菠菜、韭菜、杞果、杏、柿等），β-胡萝卜素的含量最为丰富。

2）维生素 D

（1）维生素 D 的种类

维生素 D 包括维生素 D_2 和维生素 D_3，它们具有相同的生理功能。自然界中有些植物含麦角化固醇，人体内含 7-脱氢胆固醇，这两种物质是维生素 D 的前体，它们在日光中紫外线的照射下分别转变为维生素 D_2 和维生素 D_3。所以，儿童要经常晒太阳，这样可以预防佝偻病。

（2）维生素 D 的生理功能

维生素 D 的主要功能，有促进钙、磷在肠道内的吸收和利用，从而维持血液中的钙、磷的正常浓度，促进骨骼和牙齿的钙化程度。促使儿童骨骼生长，牙齿正常发育。缺乏时儿童可引起佝偻病，成人可引起骨质软化病。

（3）维生素 D 的推荐供应量

由于人体接触日光时可利用自身体皮肤内的 7-脱氢胆固醇产生维生素 D_3，而每个人接触日光的程度有很大的区别，因此很难精确计算维生素 D 的膳食供给量。我国推荐维生素 D 的供给量为：18 岁以前为 10 µg，成年人为 5 µg，孕妇、乳母为 10 µg。

（4）维生素 D 的食物来源

动物性食物和植物性食物中维生素 D 的含量都很少，只有海鱼、动物肝脏、蛋黄、奶油中含量相对较多，但这些食物在膳食组成中只占很少一部分。因此，多接触日光，增加自身维生素 D 的产生，对预防维生素 D 缺乏有很重要的意义。目前，世界上广泛采用在食品中添加维生素 D 来预防维生素 D 缺乏病。目前，已有因喝强化过量维生素 D 的牛奶而发生维生素 D 中毒的报道，因此，食用维生素 D 强化食品时，一定要掌握好摄入量。

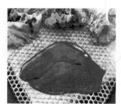 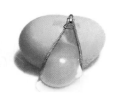 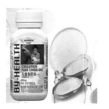

含维生素 E 丰富的食物

3）维生素 E（生育酚）

早年的动物研究发现，母鼠缺乏维生素 E 不能生育，因此，维生素 E 又称它为生育酚。

（1）维生素 E 的性质

维生素 E 具有抗氧化作用，对酸、热都很稳定，也最具生物活性。维生素 E 对碱不稳定，对氧十分敏感，其本身为淡黄色油状物，易被氧化及紫外线破坏。在铁、铅盐存在、油脂酸败的条件下，会加速其氧化而被破坏。食物中的维生素 E 在烹调时损失不大，但油炸可使其活性明显降低，在食品工业中常用作抗氧化剂。目前对维生素 E 的研究已成为营养学的一个热门课题，许多保健食品和美容化妆品商家也用含维生素 E 来标榜其产品功能。

（2）维生素 E 的生理功能

维生素 E 是人体最重要的抗氧化剂，可保护细胞膜及脂肪酸不被氧化，保护红细胞，预防血液凝结，强化血管壁。维生素 E 还具有抗神经、肌肉变性的作用，可维持肌肉正长发育，治疗神经性疾患，调节内分泌。此外，维生素 E 还可促进生育，延缓衰老和记忆力减退。缺乏维生素 E 时会造成垂体功能不全，甲状腺生长不良，引起贫血、未老先衰等疾病。

（3）维生素 E 的食物来源

植物油、麦胚、坚果、蛋黄、豆类及全谷类均是维生素 E 的食物来源。深绿色蔬菜如菠菜、莴苣叶、橄榄含有维生素 E 较丰富，肉、鱼类等动物性食品、水果及一般蔬菜中含量很少。

一般来说，青少年及成年人每日维生素 E 供应量为 10 mg，对孕妇、乳母和老人应供给 12 mg。

4）维生素 K

维生素 K 在人体内具有促使血液凝固的功能，故又称为凝血维生素。人体缺少它，凝血时间延长，严重者会流血不止，甚至死亡。奇怪的是，人的肠道中有一种细菌会为人体源源不断地制造维生素 K，加上在猪肝、鸡蛋、蔬菜中含量较丰富，因此，一般人不会缺乏。现阶段已能人工合成，且化学家能巧妙地改变它的"性质"为水溶性，有利于人体吸收，已广泛地用于医疗上。

1.4.4 水溶性维生素

1）维生素 B_1

维生素 B_1 是 B 族维生素最早被分离出来的一种维生素，又称硫胺素。维生素 B_1 在酸性条件下对热稳定，在一般烹调温度下损失不大，遇碱易被破坏。

（1）维生素 B_1 的生理功能

因为维生素 B_1 是作为糖氧化过程中的一种辅酶起作用的，所以它的主要功能是维持糖的正常代谢。如果膳食中维生素 B_1 摄入不足，糖代谢就会发生障碍。糖代谢障碍首先影响神经系统，因为神经系统所需要的能量主要来自糖。同时，一些糖代谢不完全的产物在血液中蓄积还会导致酸碱平衡紊乱。维生素 B_1 摄入不足时，轻者表现为肌肉乏力、精神淡漠、食欲减退，重者会发生典型脚气病。

脚气病是因为缺乏维生素 B_1 而发生的全身神经系统代谢紊乱，常表现为下肢多发神经炎，出现下肢疼痛、麻木、水肿及肌肉麻痹，故称之为脚气病。事实上，它的影响决不仅限于下肢，心血

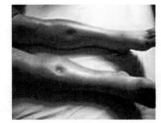

患脚气病的病人

管系统和中枢神经系统的代谢也会发生系统紊乱，重病人可出现心力衰竭和精神失常。

（2）维生素 B_1 的供给量与食物来源

我国推荐的维生素 B_1 供给量，成人是 1.1 ~ 1.7 mg，孕妇、乳母和体力劳动者为 1.8 ~ 2.1 mg，婴儿和学龄前儿童为 0.4 ~ 0.9 mg。

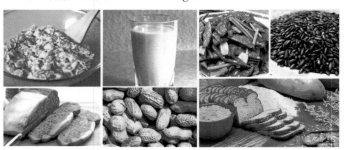

含维生素 B_1 丰富的食物

维生素 B_1 的主要来源是谷类、豆类、干果类、瘦猪肉、动物肝脏等，谷类尤其是米糠、麸皮、麦芽中含量较多。如果食物来源丰富，一般不会缺乏维生素 B_1。但如果膳食过于单调地依靠谷物，而谷物又碾磨过精，大部分维生素 B_1 在碾磨过程中丢失，或者在烹调时加碱或用高压蒸煮，使维生素 B_1 遭受破坏，便有可能发生维生素 B_1 缺乏症。

2）维生素 B_2

维生素 B_2 分子结构中的核糖醇呈黄色，故又名核黄素。维生素 B_2 对热、酸较稳定，在碱性溶液中很快被破坏，对光不稳定，应避免在阳光下暴露。

（1）维生素 B_2 的生理功能

在人体内，维生素 B_2 也是以辅酶形式起作用，维生素 B_2 是人体内许多重要辅酶的组成成分。这些辅酶是生物氧化过程中不可缺少的重要物质，在糖、脂肪和蛋白质三大营养素的能量代谢中起着非常重要的作用。如果维生素 B_2 长期摄入不足，会出现多种临床症状，如眼睛、口腔、皮肤等部位的炎症。常见的有口角炎、口角溃疡、脂溢性皮炎、睑缘炎等。

（2）维生素 B_2 的供给量与食物来源

维生素 B_2 的推荐供给量：成人每日 1.1 ~ 1.7 mg，孕妇、乳母、体力劳动者每日 1.8 ~ 2.1 mg，婴儿和学龄前儿童每日 0.4 ~ 0.9 mg。

动物性食物，尤其是动物肝脏、肾脏、心脏中维生素 B_2 最多。新鲜的绿叶蔬菜、酵母、菌藻等也是维生素 B_2 的来源。谷物中维生素 B_2 含量较少。晒干的蔬菜由于日光的作用会损失大部分维生素 B_2。

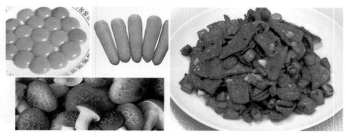

含维生素 B_2 丰富的食物

3）维生素 PP（烟酸）

维生素 PP，也称烟酸，它是体内两种氢辅酶的组成成分。

（1）维生素 PP 的生理功能

①在糖、脂肪和蛋白质的氧化过程中起重要作用。

②维持神经系统、消化系统和皮肤的正常功能，缺乏时可发生癞皮病（暴露部位的皮炎、腹泻及精神症状）。

③扩张末梢血管和降低血清胆固醇水平。

（2）维生素 PP 的供给量与食物来源

维生素 PP 的推荐供给量：成人每日 11 ~ 17 mg，孕妇、乳母、体力劳动者每日 18 ~ 21 mg。

动物的肝脏、肾脏、肉和植物中的坚果是维生素 PP 的良好来源。全谷中含量也比较高，但过度碾磨会损失很多。玉米中维生素 PP 以结合形式存在，人体不能利用，烹调中加食碱或小苏打可以使维生素 PP 由结合型转为游离型，供身体使用。

由于维生素 PP 具有扩张血管和降低血脂的作用，临床上用作降血脂，但服用过多时会产生副作用，如食欲下降、呕吐、肝脏受损等。因此，临床上作为药物应用时必须遵照医嘱服用。

4）维生素 C

维生素 C 因早年发现它能预防和治疗维生素 C 缺乏病，并且具有酸性，故称为"抗坏血酸"。维生素 C 在酸性条件中比较稳定，但对热、碱、氧都不稳定，与某些金属，特别是与铜和铁离子接触时破坏更快。在所有维生素当中，维生素 C 最易受破坏。在食物解冻、浸水、烹煮过程中都会有损失，甚至高达 90%。因此，在烹调过程中，应尽力保护维生素 C 不受或少受损失。

（1）维生素 C 的生理功能

①参与体内氧化还原反应，是维持体内正常代谢很重要的一种维生素。

②有很强的还原性，可保护其他物质免遭氧化损伤。

③是胶原蛋白质合成必不可少的辅助物质。胶原蛋白质是一种蛋白质，它能把细胞连接在一起，缺乏胶原蛋白时体内各组织便会变得松散脆弱，伤口不易愈合，血管壁脆弱易于出血，由此出现维生素 C 缺乏病。

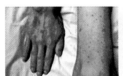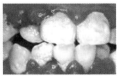

患维生素 C 缺乏病的症状

④有助于铁和钙的吸收，有增加机体免疫能力的作用。

（2）维生素 C 的供给量与食物来源

关于供给标准，国际上仍有争论。有人认为，每日摄入 50 mg 即可以满足人体需要。但也有人认为，应该多一些才能增加免疫能力。我国营养学会提出，成年人维生素 C 供应量标准为每日 60 mg。

维生素 C 的主要来源为新鲜的蔬菜、水果。蔬菜中，辣椒、茼蒿、苦瓜等含量丰富；水果中，酸枣、鲜枣、柑橘、柠檬最多。由于食物在烹饪和加热过程中维生素 C 易遭破坏，因此加热时温度不应过高，时间不宜过长。

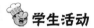 学生活动

各种维生素的比较

种　类	主要生理功能	缺乏病症	食物来源
维生素 A			
维生素 D			
维生素 B$_1$			
维生素 B$_2$			
维生素 C			

讨论探究

很多人都喜欢在闲暇的时候用干柠檬片泡水喝，因为它透着柠檬天然的清新和酸酸的味道。这种柠檬干浸泡的水是不是和新鲜的柠檬泡的水一样呢？

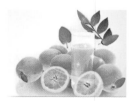

鲜柠檬 PK 柠檬片

知识拓展

维生素 C 与癌症

维生素 C 能阻断致癌物亚硝酸胺的形成。盐腌、渍和熏制食品含亚硝酸盐（咸肉、香肠之类也一样），亚硝酸盐与胺在胃中结合形成致癌物亚硝酸胺。不少亚硝酸盐也来自新鲜食物，它们一开始以硝酸盐形式存在，那是植物生长的必需元素，唾液中的细菌使自然硝酸盐变成亚硝酸盐。在胃酸作用下，亚硝酸盐会合成亚硝酸胺。这些反应不知不觉地在胃中进行，除非吃了含维生素 C 的食物。专家们的研究表明：将亚硝酸盐与胺放在一起，同时加入维生素 C，维生素 C 能阻断亚硝酸胺的形成。

项目 5 矿物质

[学习导读]

钙是人体必需的元素，也是终身需要的营养素。据统计，在我国每年有 700 万新增的骨质疏松患者，40% 的儿童需要补钙，每 10 个中老年人有 6 个人需要补钙。许多家长认为，多给孩子补钙，孩子会长得快，同时还会增强孩子的免疫力。某地医院儿科门诊提供，不良生活习惯或胡乱补钙等，影响了孩子的内分泌，导致孩子生长过于缓慢的患者日益增多。

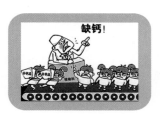

儿童缺钙与补钙

中国医科大学附属医院儿科专家提醒，孩子不要盲目补钙，这样会延缓孩子生长。那么，人体究竟需不需要补钙?

[项目要求]

通过本项目的学习:
1. 掌握矿物质的概念和分类。
2. 了解矿物质的主要的生理功能。
3. 掌握钙、铁、碘、锌的生理功能、缺乏症及食物来源。
4. 掌握氯化钠的生理功能以及在烹饪中的应用。

知识介绍

虽然人体内矿物质的总重量仅占人体体重的 4%，需要量也不及产热营养素那样多，但矿物质却是人体体内需要的一类重要的营养素。

1.5.1 矿物质的定义

除碳、氢、氧和氮主要以有机化合物的形式存在外，其余各种元素无论其存在的形式如何，含量多少，统称为矿物质或无机盐。人体中几乎含有自然界存在的所有元素。

1.5.2 矿物质的分类

存在于人体内的矿物质有 50 多种，其中有 20 多种元素为人体所必需。

人体内矿物质的分类

分 类	含量占人体体重的比例	种 类
常量元素	0.01% 以上	钙、镁、钾、钠、磷、硫、氯
微量元素	0.01% 以下	铁、锌、铜、锰、碘、硒、氟、铬、钴、钼、硅、镍、锡、钒

1.5.3 矿物质的生理功能

矿物质的生理功能主要表现在构成身体组织与调节生理机能两个方面。矿物质是构成身体组织的重要组成部分，如钙、磷、镁是骨骼、牙齿的重要成分，铁是血红蛋白的主要成分，碘是甲状腺素的重要成分，某些蛋白质含硫、磷，磷是神经、大脑磷脂的重要成分。矿物质（如钾、钠、钙、镁离子等）能调节多种生理功能，如维持组织细胞的渗透压，调节体液的酸碱平衡，维持神经肌肉的兴奋性等。矿物质又是体内活性成分酶、激素和抗体等的组成成分或激活剂。

由于新陈代谢，每天都有一定数量的矿物质通过各种途径排出体外，而矿物质又与产热营养素不同，在体内不能合成，因此必须通过膳食补充。矿物质广泛存在于动、植物食物中，故一般不易缺乏，但在特殊生理条件下（如孕妇、乳母、婴幼儿和老年人）或膳食调配不当、或生活环境特殊等原因，则易造成缺乏。我国人民膳食中比较容易缺乏的矿物质主要有钙、铁、碘等。

1.5.4 常见的矿物质

1）钙

钙是人体含量最多的一种矿物质，占人体总体重的2%。钙是人体最容易缺乏的矿物质之一。我国居民膳食主要以粮食和蔬菜为主，尤其容易缺乏钙，因此，必须注意膳食中钙的供给量和机体的吸收率。

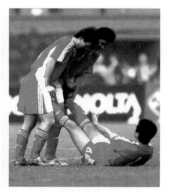

运动员肌肉抽搐

囟门晚闭

儿童佝偻病

（1）钙的生理功能

①钙是构成骨骼和牙齿的主要成分。一般成年人体内含钙总量约为1 200 g，其中99%集中在骨骼和牙齿中，另外1%的钙存在于软组织、细胞外液和血液中。

②维持神经肌肉的正常兴奋和心跳规律。这是钙的另一重要作用。如血钙增高可抑制神经肌肉的兴奋；如血钙降低，则引起神经肌肉兴奋性增强，而导致手足抽搐。

③钙对体内多种酶有激活作用。钙还参与血凝过程和抑制毒物（如铅）的吸收。

人体如果缺钙，在儿童时期骨质生长不良和骨化不全，会出现囟门晚闭、出牙晚、"鸡胸"或患佝偻病；成年人则易患软骨病，易骨折；老年人表现为骨质疏松症。

从营养学角度看，造成人体缺乏的原因：一是日常膳食中缺乏含钙较多食物的供给；二是特殊生理阶段，机体对钙的需要量增加而膳食供给不足；三是膳食或机体内存在某些影响钙吸收的因素。

 学生活动

许多孩子、老年人都在补钙，在正常饮食的情况下，究竟该不该补钙？
1. 同一家庭，在饮食基本相同的情况下，为什么有人缺钙，有人不缺钙？

2. 喜欢吃油腻食物的人为什么容易缺钙?

3. 为什么经常晒太阳的人不容易缺钙?

4. 菠菜豆腐、糖醋排骨是家庭常吃的菜,但从营养学的角度来讲,哪一种更科学?

(2)影响机体对钙吸收的因素

①不利因素。

A. 脂肪供给过多会影响钙的吸收。因为脂肪分解产生的脂肪酸在肠道未被吸收时与钙结合,形成皂钙,使钙吸收率降低。

B. 年龄和肠道状况与钙的吸收也有关系。由于钙的吸收随着年龄的增长而逐渐减少,因此老年人多有骨质疏松症,易骨折,骨折后也难愈合。腹泻和肠道蠕动太快,食物在肠道停留时间过短,也会妨碍钙的吸收。

C. 某些蔬菜中的草酸和谷类中的植酸分别能与钙形成不溶性的草酸钙和植酸钙,影响钙的吸收。含草酸较多的蔬菜有菠菜、茭白、竹笋、红苋菜、厚皮菜等;含植酸较多的谷类有荞麦、燕麦等。

D. 膳食纤维与钙结合而降低了钙的吸收。故在强调每日膳食中应有一定数量的纤维素的同时,也应注意不能过量。

膳食中的钙因为受上述因素的影响,所以人体对钙的吸收率只有 40% ~ 50%,膳食中最有可能不足的矿物质是钙,因此,选配膳食时,要注意各种影响钙吸收的因素,多用含钙丰富的食物。

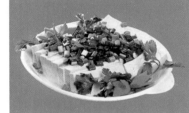

小葱拌豆腐

②有利因素。

A. 食物中的维生素 D、乳糖、蛋白质都能促进钙盐的溶解,有利于钙的吸收。

B. 乳酸、醋酸、氨基酸等均能促进钙盐的溶解,有利于钙的吸收。醋能促进钙的溶解,如糖醋鱼、糖醋排骨等菜肴,均有利于钙吸收。

C. 胆汁有利于钙的吸收。钙的吸收只限于水溶性的钙盐,但非水溶性的钙盐因胆汁的作用可变为水溶性的,从而帮助钙的吸收。

(3)钙的食物来源及供给量

①钙的食物来源以奶制品最好,不仅含量丰富,而且有利于吸收利用。但由于我国奶类供给量尚不足,因此人们对钙的需求主要来源于蔬菜和豆类,如甘蓝、青菜、大白菜、小白菜及豆制品。芝麻酱(每 100 g 芝麻酱含钙 1 170 mg)、虾皮(每 100 g 虾皮含钙 991 mg)是钙经济而有效的食物来源。此外,螃蟹、蛋类、骨头汤、核桃、红果、柑类、海带、紫菜等都含有丰富的钙。

含钙丰富的食物   单位:mg/100 g

食 物	含钙量	食 物	含钙量	食 物	含钙量
牛奶	104	虾米	555	芝麻酱	1 170
牛奶粉	676	河蟹	126	核桃仁	108
鸡蛋	44	大黄鱼(咸)	188	稻米(籼)	10

食　物	含钙量	食　物	含钙量	食　物	含钙量
鸡蛋黄	112	小黄鱼（咸）	385	糯米（粳）	21
鸭蛋	62	带鱼	28	富强面粉	27
鹅蛋	34	海带（干）	875	大白菜	69
鹌鹑蛋	47	猪肉（瘦）	6	马铃薯	8
鸽蛋	108	黄豆	191	芹菜	48
虾皮	991	豆腐（南）	116	韭菜	105

②一般成人每人每天通过膳食供给 800 mg 才能满足机体需要，特殊生理阶段需要供给更多的钙。10 ～ 12 岁每日需钙量为 1 000 mg，13 ～ 15 岁每日需钙量为 1 000 ～ 1 500 mg。如果单靠普通膳食难以满足每日对钙的需要量时，还应根据实际情况服用些钙质剂和鱼肝油，予以补充。

2）铁

铁是人体重要的必需微量元素之一。成年人体内含铁 3 ～ 4 g，主要存在于血红蛋白和肌红蛋白中，以铁蛋白及铁黄素的形式存在于肝脏、脾脏和骨髓中。此外，铁还存在于运铁蛋白及含铁的酶中。

（1）铁的生理功能

铁是构成细胞的原料，参与血红蛋白、肌红蛋白、细胞色素及某些酶的合成。铁也是人体血液中的红细胞含有的血红蛋白的主要成分之一。血红蛋白的功能是运输氧气和二氧化碳，它把从肺部吸收的氧气运送到全身各个组织，以供细胞氧化之用；又把细胞氧化产生的二氧化碳运到肺部呼出。因此，铁与氧气的转运有关。缺铁时，主要表现为面色苍白、全身无力、易疲劳、头晕、气促、心跳过速等缺铁性贫血，也称营养性贫血。

（2）影响铁吸收的因素

食物中的铁分为：血红素铁和非血红素铁，吸收率一般在 10% 以下，血红素铁比非血红素铁易吸收。血红素铁多数存在于肉类、肝脏、禽类和鱼类等动物性食物中；非血红素铁主要存在于植物性食物中，容易在消化道中转变成离子状态的铁都易被吸收。食物中一些还原物质和维生素 C、柠檬酸、盐酸能促进铁的吸收，而大量的磷酸、植酸、鞣酸等与铁形成不溶性的铁盐，影响铁的吸收。这些酸性物质主要存在于植物性食物中，所以，在植物性食品中铁的吸收率很低。如米中铁吸收率约为 1%，菠菜、大豆约为 7%，玉米、黑豆为 3%，莴苣为 4%，小麦为 5%；在动物性食品中铁的吸收率稍高一些，如鱼类为 11%，动物血为 12%；而动物肌肉和脏器，如小牛肉、肝脏及其他肌肉的吸收率可高达 22%，但蛋类只有 3%，这是因为卵磷蛋白干扰所致。人体胃酸缺乏及腹泻就会影响铁的吸收。

（3）铁的供给量及食物来源

铁在体内的含量不多，排出量也很少，而且铁一旦被吸收后，可以在体内反复利用。因此，人体对铁的需要量不多，正常成人每日需铁 12 ～ 15 mg。

膳食中铁的良好来源为动物肝脏（尤其是猪肝中含量最多，而且人体利用良好）、肾、心、瘦肉、蛋黄、大豆、红枣、木耳等。

常见食物的铁含量 单位：mg/100 g

食物名称	铁含量	食物名称	铁含量
猪肝	26.2	小米	5.1
黄豆	8.2	干酵母	18.2
排骨	1.3	黑豆	7
牛肝	6.6	大米	2.3
标准面粉	3.5	鸡血	25
羊肝	7.5	富强粉	2.7
鸡肝	9.6	干枣	2.3
蛋黄	6.5	葡萄（干）	9.1
瘦猪肉	1.6	杏仁	1.3
牛奶	0.3	核桃仁	2.7
黑芝麻	22.7	白果（干）	0.2
芝麻酱	9.8	莲子（干）	3.6
豇豆	0.5	松子仁	4.3
绿豆	6.5	蛋糕（烤）	2.5
花生仁（炒）	6.9	松茸	86
花生仁（干）	8.1	芹菜	6.9

3）碘

碘在人体内含量极少，是一种必需的微量元素。健康的成人体内含碘 20 ～ 50 mg，其中 20%存在于甲状腺内，其余存在于肌肉、血浆等组织中。

（1）碘的生理功能

碘主要用于机体甲状腺素的合成。甲状腺素是一种激素，能调节体内的新陈代谢，特别是能量代谢。同时，对蛋白质、脂肪与糖代谢、水盐代谢等都有重要影响。碘能维持生长发育，促进发育，保持健康。

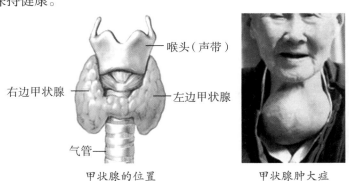

喉头（声带）

右边甲状腺 ——   —— 左边甲状腺

气管——

甲状腺的位置　　　　　　甲状腺肿大症

当机体碘不足时，体内甲状腺素水平下降，脑垂体促进甲状腺激素分泌增加，使甲状腺不断受到刺激。如果通过分泌功能的增强来代偿碘缺乏，会造成甲状腺肿大。

人在幼年期碘缺乏时，会影响生长发育，思维比较迟钝，智力低下或痴呆即呆小症。成年期碘缺乏时，则皮肤干燥，毛发零落，性情失常，同时甲状腺肿大（即大脖子病）。缺碘常有地方性，主要分布于远离海洋的地区。有些内陆山区由于土壤和水中缺碘，以至于生产的食物中也缺碘，从而造成人体内碘的缺乏，也称地方性甲状腺肿。当生理上对甲状腺素的要求增高时，如青春期和妊娠时，在膳食中增加碘（如加碘食盐），就会有明显的防治效果。

（2）碘的食物来源

含碘丰富的食物主要为海产品，如海带、紫菜、海鱼、海盐、蛤蜊等。

含碘丰富的海产品食物

单位：mg/kg

食物名称	含碘量	食物名称	含碘量
海带（干）	240	带鱼（鲜）	0.08
紫菜（干）	18	黄花鱼（鲜）	0.12
海蜇（干）	1.32	干发菜	18
淡菜	1.20	海盐（山东）	0.029～0.04
干贝	1.20	湖盐（青海）	0.298
海参	6.0	井盐（四川）	0.753
龙虾（干）	0.60	再制盐	0.100

4）锌

锌在人体内的含量以及每天所需摄入量都很少，但对机体的性发育、性功能、生殖细胞的生成却可以起到举足轻重的作用。

（1）生理功能

人体正常含锌量为2～3 g，绝大部分组织中都有极微量的锌，其中，肝脏、肌肉、骨骼、皮肤、毛发中含量较高。锌是人体内近百种酶的主要成分。锌还与大脑发育和智力有关。研究发现，聪明、学习好的青少年，体内含锌量均比愚钝者高。锌还有促进淋巴细胞增殖和活动能力的作用，对维持上皮和黏膜组织正常，防御细菌、病毒侵入，促进伤口愈合，减少痤疮等皮肤病变，以及校正味觉失灵等均有妙用。

影响锌吸收的主要物质是植物酸，它在肠道内能和锌形成不溶性的盐。大量的食物纤维素对锌的利用也有影响。锌缺乏时全身各系统都会受到不良影响，尤其对青春期性腺成熟的影响更为直接。

我国人民的膳食结构是以谷类食物为主，在谷类食物中锌的生物利用率很低，仅为20%～40%。如果儿童多吃精制食品，锌的含量会丢失过多，更容易导致锌缺乏症。

（2）锌的食物来源

坚持平衡膳食是预防缺锌的主要措施，一般来说，母乳，尤其初乳中含锌最丰富，故提倡母乳喂养对预防缺锌具有重要的意义。动物性食物不仅含锌丰富，而且利用率较高，如鱼、肉、肝、肾以及贝类食品，锌的含量均较丰富。坚果类含锌量也很高。

正常人的平衡饮食，每日可提供人体 10 ~ 20 mg 锌，但只有 2 ~ 3 mg 可被吸收利用。

5）钠和氯

钠是细胞外液中的阳离子。钠大部分通过肾排出体外，排出量与摄入量大致相等。氯是细胞外液中主要的阴离子。钠与氯是人体必需的，也是烹饪中重要的矿物质。

（1）钠和氯的生理功能

钠和氯的生理功能主要是维持机体的水平衡、酸碱平衡和一定的渗透压。氯还是胃酶的主要成分，钠可增强肌肉的兴奋性。人体如果钠与氯不足，会出现食欲不振、疲倦无力以及失水而引起的各种症状。因此，在人体失水的情况下，需补充大量的水分，同时必须补充氯和钠。

（2）钠和氯的食物来源

人体需要的钠和氯大部分来自食盐（氯化钠）。食盐是生活中不可缺少的，有史以来，它一直在日常饮食中占据重要地位。成年人每日食盐的供给量在 6 g 以下。除食盐外的其他调味品，如酱油中的钠或氯的含量也很高，海产品及咸菜、熟肉制品等也含一定数量的钠或氯，因此，一般纯饮食性的缺钠是不容易发生的。当人体腹泻、呕吐、出汗过多或夏天从事体力劳动以及高温下工作时，有时会出现缺钠或氯的现象，饮用淡盐水、烹调菜肴时稍微多放点盐，是补充机体钠与氯损失的有效措施。相反，膳食中钠摄取过多会对人体造成危害，最主要的是引起高血压。以食盐摄入量最高的山东（日平均 17.3 g）和最低的广西（日平均 7.5 g）相比较，两地农村居民的高血压患病率分别为 15.3% 和 8.2%。人们的味觉对食盐的感受是由习惯养成的，"口重"的饮食习惯是可以改变的。所以，调味时要合理掌握，不要过咸，这是保证人体健康的基本条件，尤其是高血压病患者食盐量应更少。

🧁 讨论探究

全国许多地区都在食用碘盐，国家规定在每克食盐中添加碘 20 μg，可通过食用加碘盐这一简单、安全、有效和经济的补碘措施，来预防碘缺乏病。是不是所有地区都必须食用碘盐？

请从各方面分析碘盐应如何正确使用。

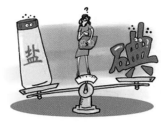

盐、碘

🧁 知识拓展

请试试无盐餐

人体每天所需的钠并不太多，过多的钠不仅会增加肾脏的负担，还可能提高血压，增加钙等其他矿物质的排泄，甚至增加罹患胃癌的风险。对女士来说，吃过多的食盐还容易加剧浮肿、黑眼圈、头痛和经前期不适等症状。研究证明，每天午餐或晚餐中，如果能吃一顿"无盐餐"，可减少罹患慢性疾病的风险。

钠的主要来源是食盐，酱油、豆酱和酱豆腐等调味品中所含的咸味，也来自食盐。我国居民的食盐摄入量已经大大超过了推荐数量。"多吃菜，少吃饭"的生活方式本身就带来盐过多的隐患，但最容易发生钠过量的人，还是那些经常"下馆子"的人。这是因为，粮食、

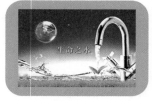

豆类、蔬菜、水果、茶等天然植物性食物以及牛奶和酸奶，本身含钠很少。而鱼肉、海鲜类食品的含钠量就要高得多，制作菜肴的时候又要加入大量盐分。在餐馆用餐的时候，总是会消耗大量动物性菜肴，还要喝一两碗咸味的汤，淡味的主食却很少吃。

除了天然食物和食盐中的钠，也不能忽视食品添加剂中的钠。调味品中的味精，以及加工食品中的多种含钠添加剂，甚至是甜味的饮料、饼干、面包，都可能成为钠的来源。此外，一些小零食中往往要添加食盐用来调味或防腐，如话梅、海苔、蜜饯、香菇干、鱼片、鱿鱼丝、牛肉干等，也隐藏着不少钠。

我国有 1.65 亿人患高血压，经常来一顿"无盐餐"，对身体健康大有好处。因此，我们不妨每周设定一个"无盐日"，或者每周食用 2 ~ 3 次"无盐餐"，只吃没有咸味的食物，尽量多吃天然形态的植物性食品，让自己的身体得以摆脱盐的重负，对舒缓身心、预防疾病都有帮助。"无盐餐"也不等于完全不含钠。只是其钠含量很低，不至于引起人体的负担。

项目6　水

[学习导读]

世界医学界有一个公认的标准：在绝食又禁水的情况下，人的生命只能维持 3 天；而禁食但不绝水，人的生命可维持 7 天，甚至几周。

2003 年，美国魔术师布莱恩曾经成功"绝食但不绝水"44 天。

2004 年，四川泸州个体中医陈建民在四川雅安"成功绝食但不绝水"达 49 天。

对于生命来说，水和食物究竟哪个更重要？

生命之水

[项目要求]

通过本项目的学习：

1. 掌握水的生理功能。

2. 了解水的代谢与平衡。

知识介绍

在成人体内，60% ~ 70% 的质量是水。儿童体内水的比重更大，可达近 80%。如果一个人不吃饭，仅依靠自己体内储存的营养物质或消耗自体组织，可以活上一个月。但是如果不喝水，连一周时间也很难度过。体内失水 10% 就会威胁健康，如失水 20%，就会有生命危险，足可见水对生命的重要意义。

1.6.1　水对人体的生理作用

1）溶解消化功能

水具有很强的溶解能力，溶解或分散于水中的营养物质才有利于人体的吸收。食物进入空腔和胃肠后，依靠消化器官分泌出的消化液，如唾液、胃液、胰液、肠液、胆汁等，才能进行食物消化和吸收。在这些消化液中水的含量高达 90% 以上。

2）参与代谢功能

在新陈代谢过程中，人体内物质交换和化学反应都是在水中进行的。水不仅是体内生化反应的介质，而且水本身也参与体内的化学反应。如果人体长期缺水，代谢功能就会异常，会使代谢减缓从而堆积过多的能量和脂肪，使人肥胖。

3）载体运输功能

由于水的溶解性好，流动性强，又存在于人体内各个组织器官中，因此，水充当了人体内各种营养物质的载体。在营养物质的运输和吸收、气体的运输和交换、代谢产物的运输与排泄中，水都起着极其重要的作用。

4）调节抑制功能

水对机体有调节体温的作用。这是因为：人为摄入的三大产能营养素在水的参与下，利用氧气进行氧化代谢，释放能量，再通过水的蒸发可散发大量能量，避免体温升高。当人体缺水时，多余的能量就难以及时散出，从而引发中暑，防止中暑最好的办法就是多喝水。

5）润滑滋润功能

体内关节、韧带、肌肉、膜等处的活动，都由水作为润滑剂，减少体内脏器的摩擦，防止损伤，并可以使器官运动灵活。运动前 1 h 要先喝充足的水，因为在缺水的情况下做运动很容易造成组织器官的磨损。

同时，水还具有滋润功能，使身体细胞经常处于湿润状态，保持肌肤丰满柔软。定时定量补水，会让皮肤特别水润、饱满、有弹性。可以说，水也是美肤的佳品。

6）稀释和排毒功能

水不仅有很好的溶解能力，而且有重要的稀释功能，肾脏排泄水的同时将体内代谢的废物、毒物及食入的多余药物等一并排出，减少肠道对毒素的吸收，防止有害物质在体内慢性蓄积而引发中毒。因此，服药时应喝足够的水，以利于有效地消除药品带来的副作用。

1.6.2　水的代谢与平衡

人体在正常情况下，经皮肤、呼吸道以及尿道和粪便都有一定数量的水排出体外。因此，应当补充相应的水，每人每天排出的水和摄入的水必须保持基本相等，这称为"水平衡"。

影响人体需水量的因素很多，如年龄、体重、气温、劳动及其持续时间等都会使人体需水量发生差异。一个健康的人每天至少要喝 7 ~ 8 杯水，总量约为 2 500 mL/ 天。当有口渴感时，需及时补充水分，即可维持体内代谢的正常进行。

随着生活水平的日益提高，人们对饮食的要求越来越高，厨师们越来越追求菜品的品质，在制做菜品时经常根据水的不同性质制作不同的菜品，超市里销售的瓶装水有：纯净水、蒸馏水、矿物质水、天然矿泉水、苏打水、活性水、磁化水等，面对琳琅满目的水，我们该怎么选择呢？请调查分析各种水的特点，详细了解这些水的区别和功能。

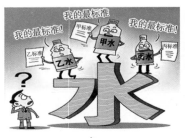

水

🧁 知识拓展

生命活性物质

各类食物中除了含人体必需的营养素之外，还含有很多生物活性物质，它们在预防心血管疾病和癌症中发挥着重要作用，如类黄酮、多酚、花青素、番茄红素等，统称为生物活性物质。研究发现，生物活性物质大多存在于新鲜的蔬菜、水果、豆类中，因此，应提倡多食新鲜的蔬菜、水果等植物性食物。

🧁 知识反馈

1. 什么是营养和营养素？营养素的种类有哪些？
2. 糖类按其化学结构和组成可以分为哪几类？每类各包括哪些？膳食纤维对人体有哪些作用？
3. 脂肪和必需脂肪酸对人体健康有哪些重要作用？衡量脂肪营养价值有哪些指标？
4. 阐述蛋白质的营养学分类。
5. 氨基酸按其营养学作用分为哪几类？各包括哪些氨基酸？
6. 蛋白质的生理功能如何？什么是蛋白质的互补作用？请举例说明。
7. 钙和铁的生理功能和食物来源是什么？影响钙和铁吸收的因素是什么？
8. 维生素可以分为哪几类？
9. 试述维生素 B_1、维生素 B_2、维生素 A 和维生素 E 的食物来源及生理功能。
10. 水对人体的作用有哪些？

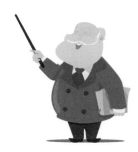

模块2

识别营养

模块导读

◇ 食物是人类获得热能和各种营养素的基本来源，是人类赖以生存、繁衍的物质基础。食物种类繁多，依食物性质和来源可分为动物性食物和植物性食物。综合食物的功用主要表现在以下3个方面。

  1. 供给能量并维持体温。

  2. 构建与修补机体组织。

  3. 调节体内各生理机能和新陈代谢。

◇ 烹饪原料是制作各类食物的物质基础。烹饪原料的营养价值是指某种原料中所含的热能和营养素能满足人体需要的程度。理想的营养价值高的原料除含有人体必需的热能和营养素以外，还要求各种营养素的种类、数量、组成比例都符合人体的需要，并且易被人体消化、吸收。

◇ 营养素是指食物中可给人体提供能量、机体构成成分、组织修复以及生理调节功能的化学成分。营养素主要包括糖类、蛋白质、脂类、维生素、矿物质和水六大类。

学习内容

◇ 项目1 谷物类原料的营养价值
◇ 项目2 豆类及其制品的营养价值
◇ 项目3 蔬菜类原料的营养价值
◇ 项目4 禽畜类原料的营养价值
◇ 项目5 水产品类原料的营养价值
◇ 项目6 果品类原料的营养价值
◇ 项目7 调味品类原料的营养价值

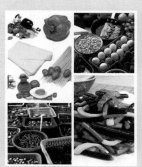

[知识梳理]

烹饪原料 —— 植物性原料（主要为人体提供糖类、无机盐、维生素和水）—— 谷类食品营养价值
豆类及其制品的营养价值
蔬菜类原料的营养价值
果品类原料的营养价值

动物性原料（主要为人体提供蛋白质、脂类）—— 禽畜类原料的营养价值
水产品类原料的营养价值

项目1　谷物类原料的营养价值

[学习导读]

谷物类原料是重要的烹饪原料，通常用作主食。谷类食物在我国膳食构成比为50%左右，占有重要的地位。谷类食物主要包括小麦、大米、小米、高粱、燕麦等，其中，以稻米和小麦为主。在我国居民膳食中，50%～70%的能量，55%的蛋白质，一部分无机盐及维生素B族等均来源于谷类食物。

[项目要求]

通过本项目的学习：
1. 了解谷粒的结构及营养素的分布。
2. 掌握谷类原料的营养价值及特点。
3. 掌握常见谷类原料的保健功用。

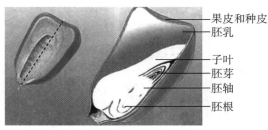

谷物类原料

知识介绍

2.1.1　谷类的结构及营养素分布

各种谷类种子虽然形态大小不一，但是其结构却基本相似，都是由谷皮、胚乳、胚芽3个主要部分组成，分别占谷粒质量的13%～15%，83%～87%和2%～3%。

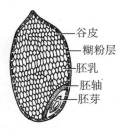

谷皮
糊粉层
胚乳
胚轴
胚芽

小麦谷粒结构

果皮和种皮
胚乳
子叶
胚芽
胚轴
胚根

玉米粒的结构

<table>
<tr><td colspan="3" align="center">谷物的结构及营养素分布</td></tr>
<tr><td align="center">结构组成</td><td align="center">营养素分布</td><td align="center">位置分布</td></tr>
<tr><td align="center">谷皮</td><td>膳食纤维为主，少量蛋白质、脂肪、维生素 B 族和矿物质</td><td align="center">最外层</td></tr>
<tr><td align="center">糊粉层</td><td>膳食纤维，富含维生素 B 族和矿物质</td><td align="center">外层，谷皮与胚乳之间</td></tr>
<tr><td align="center">胚乳</td><td>淀粉，少量蛋白质</td><td align="center">中心</td></tr>
<tr><td align="center">胚/胚芽</td><td>富含脂肪、蛋白质、矿物质、维生素 B 族和维生素 E</td><td align="center">外层，位于谷粒的一端</td></tr>
</table>

谷粒中维生素、矿物质、脂肪、纤维成分等都集中在谷粒周围部分和胚芽中，加工过程中易损失。谷粒碾磨加工程度越高，其淀粉含量越高，粗纤维含量越低，口感越好，越易消化，但维生素、矿物质等损失也越多。

2.1.2 谷类的营养成分特点

谷物类原料主要含有糖类、无机盐、B 族维生素等营养成分。

1）糖类

谷类所含糖类主要为淀粉，含量在 70% 以上，是人类最理想、最经济的能量来源。谷类淀粉中含有两种不同形式的淀粉——直链淀粉和支链淀粉。直链淀粉易溶于水，较黏稠，易消化，支链淀粉则相反。

2）蛋白质

谷类蛋白质的含量因品种、气候、地区和加工方法的不同而不同，蛋白质含量一般在 7.5% ~ 15%。谷类蛋白质中主要是醇溶蛋白和谷蛋白。

一般谷类蛋白质必需氨基酸组成不平衡，赖氨酸含量少，苏氨酸、色氨酸、苯丙氨酸和蛋氨酸含量偏低，因此谷类食物蛋白质营养价值低于动物性食品。

谷类食物在膳食中所占比例较大，是膳食蛋白质的重要来源，因此提高谷类蛋白质的营养水平，对于改善我国居民的膳食结构，促进人们的身体健康，提高全民的营养水平，有着重要影响。目前采用赖氨酸强化，或谷类与大豆或与薯类、动物性食品混合食用，利用蛋白质的互补作用，可明显提高其生物价。另外，在育种过程中，可利用控制基因的方法改良品种来弥补谷类蛋白质的缺陷，提高其营养价值。

3）脂肪

谷类脂肪含量低，大米、小麦为 1% ~ 2%，玉米和小米可达 4%，主要集中在糊粉层和胚芽。从玉米和小麦胚芽中提取的胚芽油，80% 为不饱和脂肪酸，其中亚油酸占 60%，具有降低血清胆固醇、防止动脉粥样硬化的作用。

4）矿物质

谷类含矿物质为 1.5% ~ 3%，主要在谷皮和糊粉层中，其中主要是磷和钙。由于其多以植酸盐形式存在，因此消化吸收较差。谷类食物含铁少，为 1.5 ~ 3 mg/100 g。

5）维生素

谷类是 B 族维生素的重要来源，如硫胺素、核黄素、烟酸、泛酸和吡哆醇，主要分布在糊粉层和胚芽部。谷类加工的精度越高，保留的胚芽和糊粉层越少，维生素的损失就越多。玉米和小米含有少量的胡萝卜素。

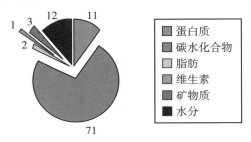

■	蛋白质
■	碳水化合物
■	脂肪
■	维生素
■	矿物质
■	水分

谷类各营养成分比例图

2.1.3　常见谷物类原料的营养价值及保健功用

1）大米

稻谷经脱壳制成大米。按米粒性质，大米可分为粳米、籼米和糯米。大米中含糖类75%左右，蛋白质7%～8%，脂肪1.3%～1.8%，并含有丰富的B族维生素等。中医认为，大米味甘性平，具有补中益气、健脾养胃、益精强志、和五脏、通血脉、聪耳明目、止烦、止渴、止泻的功效，称誉为"五谷之首"。

籼米、粳米、糯米、黑米的比较

种　类	营养特点	保健功用	外形特点	烹饪举例
籼米	含淀粉、蛋白质、脂肪、维生素 B_1、维生素 B_2、尼克酸、钙、磷等。籼米淀粉中含直链淀粉多，米饭胀性大而黏性小，较易被人体消化吸收。	具有补中益气、健脾养胃、益精强志、和五脏、通血脉、聪耳明目、止烦、止渴、止泻的功效。		扬州炒饭米粉萝卜糕
粳米	蛋白质占7%，是蛋白质的重要来源。含人体必需氨基酸比较全面，还含有脂肪、钙、磷、铁及B族维生素等多种营养成分。	具有健脾胃、补中气、养阴生津、除烦止渴、固肠止泻等作用，可用于脾胃虚弱、烦渴、营养不良、病后体弱等病症。		瘦肉粳米粥粳米韭白粥塔吉锅什锦焖饭
糯米	含有蛋白质、脂肪、糖类、钙、磷、铁、维生素 B_1、维生素 B_2、烟酸及淀粉等，营养丰富。	补中益气，健脾养胃，止虚汗。故古语有"糯米粥为温养胃气妙品"。由于糯米极柔黏，难以消化，脾胃虚弱者不宜多食，老人、小孩或病人应慎用。		糯米一般不作为主食，更多的是作为小吃食品、地方风味食品的原料，如年糕、元宵、粽子等。
黑米	黑米与普通稻米相比，不仅蛋白质的含量高，人体必需氨基酸齐全，还含有大量的天然黑米色素、多种微量元素和维生素，特别是富含铁、硒、锌、维生素 B_1、维生素 B_2 等。	具有滋阴补肾、健身暖胃、明目活血、清肝润肠、滑湿益精、补肺缓筋等功效。		黑米薏仁绿豆粥黑米薏仁奶冻黑米团

2）小麦

小麦富含淀粉、蛋白质、脂肪、矿物质、钙、铁、硫胺素、核黄素、烟酸及维生素 A 等。因品种和环境条件不同，小麦营养成分的差别较大。从蛋白质的含量来看，生长在大陆性干旱气候区的麦粒质硬而透明，含蛋白质较高，达 14% ~ 20%，生于潮湿条件下的麦粒含蛋白质 8% ~ 10%。

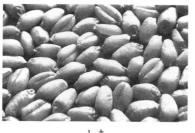

小麦

小麦经磨制加工后即成为面粉，主要成分是淀粉、蛋白质，含量高于大米，还含有维生素、钙、铁、磷、钾、镁等矿物质，有养心益肾、健脾厚肠、除热止渴的功效。

高筋粉、中筋粉、低筋粉的比较

种　类	特　点	烹饪应用
高筋粉	颜色较深，本身较有活性且光滑，手抓不易成团，蛋白质含量在 12.5% 以上，筋性强	面包、面条等
中筋粉	颜色乳白，介于高、低粉之间，体质半松散，蛋白质含量为 9% ~ 12%	包子、馒头、饺子、烙饼等
低筋粉	颜色较白，用手抓易成团，蛋白质含量为 7% ~ 9%	各种蛋糕、饼干、酥皮类点心

3）玉米

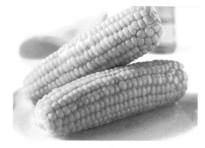

玉米

玉米除了含有糖类、蛋白质、脂肪、胡萝卜素外，玉米中还含有核黄素等营养物质，维生素含量非常高。玉米胚中，脂肪含量丰富，出油率达 16% ~ 19%。玉米油为优质食用油，人体吸收率达 97% 以上，其不饱和脂肪酸含量占 85% 左右，其中，亚油酸占 47.8%，经常食用可降低人体血液中胆固醇的含量，对冠心病、动脉硬化症有辅助疗效。玉米油中还含有丰富的维生素 E，有抗脂肪氧化的作用，对延缓衰老有功效。中医认为，玉米有健脾利湿、调中和胃、利尿的作用，非常适合脾虚的人食用。

4）小米

小米又名粟，俗称谷子，有粳、糯两种类型。小米中营养素的种类及含量均多于大米，各种营养素在人体内消化吸收率也较高，蛋白质的消化吸收率为 83.4%，脂肪为 90.8%，糖类为 99.4%，但蛋白质中赖氨酸含量低，生物价只有 57，故宜与大豆或肉类混合使用。中医认为，小米味甘咸，有清热解渴、健胃除湿、和胃安眠等作用。

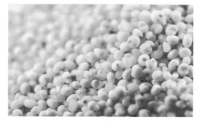

小米

5）燕麦

燕麦的蛋白质和脂肪的含量明显高于一般谷类食物。燕麦蛋白质含有人体所需的必需氨基酸，特别是富含赖氨酸。脂肪中含有大量的亚麻油酸，易消化吸收，在内蒙古等高寒地区，被称为"耐饥抗寒食品"。燕麦含有皂苷，有降低血清胆固醇、甘油三酯的功能。常食燕麦片，可预防高脂血症和心血管疾病等。

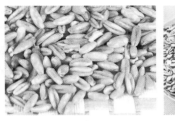 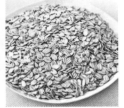

燕麦　　　　　　　　　燕麦片

🧑‍🍳 **学生活动**

我国各地有许多特色面食，原料具有地方特色。你知道下列面食吗？请完成下列表格。

食物品种	主要原料	营养特点	烹饪应用
燕麦粥			
荞面饸饹			
莜面栲栳栳			
黄米年糕			

🧁 **讨论探究**

方便面历史悠久。如今，中国是世界上消费方便面最多的国家，在学校、公司，方便面一直都是人们常用的快餐。现在对方便面的营养价值有许多不同的说法。那么，方便面到底是什么样的食品？

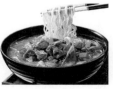

方便面

知识拓展

食物也有"四气五味"

中医认为，食物具有寒、热、温、凉 4 种属性，称之为"四气"，另外还有平性，即性质平和。一般寒凉药多具清热、解毒、泻火、凉血、滋阴等作用，主治各种热症。温热药多具温中、散寒、助阳、补火等作用，主治各种寒症。

食物还有酸、苦、甘、辛、咸 5 种味道，称之为"五味"。食物的属性与味道的不同，影响着其对身体作用的不同。《素问·宣明五气论》中有"酸入肝，苦入心，甘入脾，辛入肺，咸入肾"之说。

食物的属性与味道的不同，其对身体的作用也不同。

寒性、凉性的食物有利于热性疾病。如苦瓜性寒，能清热解毒，可用于热病或暑热烦渴，肝热引起的目赤痛。寒凉只是程度的不同，如香蕉都属于凉性水果，都有生津止渴的作用，用于热伤阴津出现的烦热口渴。

热性、温性的食物对寒性病症有好处。如羊肉、狗肉性温，有温中暖肾的作用，可用于脾肾虚寒出现的腹痛少食、腰膝痠软、阳痿。

同时，中医认为，食物味道不同作用就不同。酸味能收能涩，如樱桃能滋养肝肾而止泻；辛能散能行，如葱白、香菜能散风寒；苦味能泻火，如苦瓜能清热解暑，解毒；咸味能软坚润下，如紫菜、海带都能软坚散结；甘味能补虚，如龙眼肉能补脾胃、养血安神，大枣可补脾胃，养气血。

项目 2　豆类及其制品的营养价值

[学习导读]

豆类的品种很多，主要有大豆、蚕豆、绿豆、豌豆、赤豆等。根据豆类中的营养素种类和数量可以将它们分为两大类。一类为大豆，以黄豆为代表的高蛋白质、高脂肪豆类。另一类为其他豆类，以糖类含量高为特征，如绿豆、赤豆等。

[项目要求]

通过本项目的学习：

1. 了解豆类及其豆制品的种类。
2. 掌握豆类的营养特点。
3. 掌握常见豆制品的营养特点及保健功用。
4. 掌握常见豆类的营养特点及保健功用。
5. 了解豆类中抗营养因素及其清除方法。

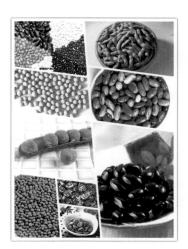

豆类

🍮 知识介绍

2.2.1 豆类的营养成分特点

根据豆类的营养成分特点，可以将豆类分成两大类：大豆和其他干豆类。

1）大豆的营养成分特点

大豆包括黄豆、青豆、黑豆等。大豆的营养价值较其他豆类高，最常食用的是黄豆。

（1）蛋白质

大豆蛋白质含量为 35% ~ 40%，除蛋氨酸外，其余必需氨基酸的组成和比例与动物蛋白相似，而且富含谷类蛋白质缺乏的赖氨酸，是与谷类蛋白质互补的天然理想食品，也是我国居民膳食中优质蛋白质的重要来源。

（2）脂肪

大豆中脂肪含量为 15% ~ 20%，其中不饱和脂肪酸占 85%，亚油酸高达 50%，且消化率高，还含有较多磷脂。

（3）糖类

大豆中糖类含量为 25% ~ 30%，有一半是膳食纤维，其中棉籽糖和水苏糖在肠道细菌作用下发酵产生气体，可引起腹胀。

（4）矿物质

大豆中含有丰富的磷、铁、钙，每 100 g 大豆中含有磷 571 mg，铁 11 mg，钙 367 mg，明显多于谷类。由于大豆中植酸含量较高，可能会影响铁和锌等矿物元素的生物利用。

（5）维生素

大豆中的维生素 B_1、维生素 B_2 和烟酸等 B 族维生素含量也比谷类多数倍，并含有一定数量的胡萝卜素和丰富的维生素 E。

（6）大豆中的抗营养因素

大豆中的营养物质很多，但也含有一些对营养物质有破坏作用或引起胃肠反应的化学物质，我们把它统称为抗营养因素。这些物质在食用前必须经过加工处理，大豆才能发挥有效的营养作用，才能防止可能造成的危害。大豆中重要的抗营养物质有以下几种：

①蛋白质抑制剂。这是大豆和其他豆类中存在的一种特殊蛋白质，可以抑制体内胰蛋白酶等十几种消化酶的活性，其代表为胰蛋白酶抑制剂，它能抑制胰蛋白酶对蛋白质的消化吸收。它需经蒸气加热 30 min 或高压蒸气加热 15 ~ 20 min 才能被破坏。

②皂角素。大豆中含有皂角素，对消化道黏膜有强烈的刺激性。人吃了没有煮熟的大豆或豆浆，常会产生恶心、呕吐、腹痛、腹泻等症状，就是由于皂角素没有完全破坏所引起。皂角素需加热至 100 ℃才被破坏，因此食用豆类或豆浆必须煮开 10 ~ 20 min 后才能食用。

③植物凝血素也是一种特殊蛋白质，称为植物凝血素，它可以使人体血细胞凝集，但加热即可被破坏，或在体内经蛋白酶作用使其失去活性，不致被肠道吸收后引起凝血。

2）其他干豆类的营养成分特点

除大豆之外，其他各种豆类也具有较高的营养价值，包括红豆、绿豆、蚕豆、豌豆、豇豆、芸豆、扁豆等。它们的脂肪含量低而淀粉含量高，被称为淀粉类干豆。

（1）淀粉

淀粉类干豆的淀粉含量达55%～60%，而脂肪含量低于2%，所以常被并入粮食类。

（2）蛋白质

淀粉类干豆蛋白质含量一般都在20%以上，其蛋白质的质量较好，富含赖氨酸，但是蛋氨酸不足，因此也可以很好地与谷类食品发挥营养互补作用。

（3）维生素和矿物质

淀粉类干豆的B族维生素和矿物质含量也比较高，与大豆相当。鲜豆类和豆芽中其维生素 B_1 和维生素 C 的含量较高，常被列入蔬菜类中。

（4）脂肪

淀粉类干豆含脂肪都较低，含量在0.5%～2%，只有大豆脂肪的十几分之一。

2.2.2 了解豆制品的营养成分特点

大豆的营养价值很高，但也存在诸多抗营养因素。大豆蛋白的消化率为65%，但经加工制成豆制品后，其消化率明显提高。常见的豆制品主要有以下几种：

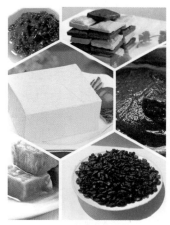

不同种类的豆制品

1）非发酵豆制品

非发酵豆制品有豆浆、豆腐脑、豆腐丝、豆腐干等。大豆经过浸泡、磨细、过滤、加热等处理过程，减少了膳食纤维，提高了蛋白质的消化率。豆腐、豆腐干丝在制备过程中损失了部分B族维生素。

2）发酵豆制品

豆豉、黄酱、豆瓣酱、腐乳（酱豆腐、糟豆腐、臭豆腐）等都是经过发酵的豆制品，蛋白质被分解，更易被人体消化和吸收。发酵使谷氨酸游离出来，豆制品味较鲜美而且维生素 B_{12} 和核黄素的含量有所增加。

常见豆类的营养素含量　　　　　　　　　　　　　　　单位：mg/100 g

种类	蛋白质	脂肪	糖类	钙	磷	铁	胡萝卜素	维生素 B_1	维生素 B_2	烟酸	维生素 C
黄豆	35.1	16	18.6	191	465	8.2	220	0.41	0.20	2.1	0
赤豆	20.2	0.6	55.7	74	305	7.4	80	0.16	0.11	2.0	0
绿豆	21.6	0.8	55.6	81	337	6.5	130	0.25	0.11	2.0	0
蚕豆	24.6	1.1	49.0	49	339	2.9	50	0.13	0.23	2.2	0
豌豆	7.4	0.3	18.2	21	127	1.7	220	0.43	0..09	2.3	0

大豆在发酵过程中，营养成分会发生哪些改变？请你填写下表。

品　种	营养特点	烹饪应用
豆　豉		
腐　乳		
黄　酱		
臭豆腐		

3）豆芽

干豆类不含维生素 C，但经发芽后，维生素 C 增加较多，如黄豆芽、绿豆芽、芽豆等。冬季缺少蔬菜的地区，可利用干豆发芽当作蔬菜。豆类润水出芽后，在酶的作用下，部分营养素被分解或利用，如蛋白质水解成氨基酸和多肽，某些淀粉转化成单糖等，虽然营养素含量有所下降，但分解后的营养素更易于消化吸收。黄豆在发芽过程中，由于胰蛋白酶抑制剂等影响豆类消化吸收的因素部分被除去，使黄豆芽的蛋白质利用率较黄豆提高 5%～10%，植酸被酶分解，增加了矿物质的吸收利用率。此外，在发芽过程中，维生素变化较大，特别是维生素 C 增加较明显，一般含量为 17～25 mg/g。绿豆芽可高达 30 mg/g。豆芽不仅营养丰富，而且具有清热解毒、利水消肿等功能，是素菜中主要的提鲜物质。一般烹炒情况下，黄豆芽的豆瓣不易消化，故以绿豆发芽为好，产量也比黄豆芽高。

2.2.3　认识常见豆类的营养价值及保健功用

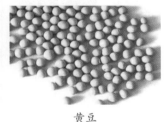

黄豆

1）黄豆

黄豆所含营养素全面而丰富，有"豆中之王"之称，被人们叫作"植物肉"，含有蛋白质、脂肪、卵磷脂及多种维生素，富含人体内不能合成的 8 种必需氨基酸（除了蛋氨酸含量略低以外）。大豆味甘、性平，入脾、大肠经，具有健脾宽中、润燥消水、清热解毒、益气的功效。

2）黑豆

黑豆具有高蛋白、低热量的特性，蛋白质含量高达 36%～40%。黑豆含有人体所需要的 8 种必需氨基酸。黑豆不含胆固醇，不饱和脂肪酸含量达 80%，吸收率高达 95% 以上。黑豆还含有较多的钙、磷、铁等矿物质和胡萝卜素以及维生素 B_1、维生素 B_2、维生素 B_{12} 等人体所需的各种营养素。中医认为，黑豆性味甘、平，入脾、肾经。有活血、利水、祛风、清热解毒、滋养健血、补虚乌发的功能。

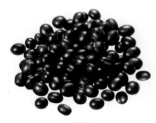

黑豆

3）赤小豆

赤小豆富含淀粉，因此又称饭豆。其蛋白质中赖氨酸含量较高，宜与谷类食品混合成豆饭或豆粥食用，是人们生活中不可缺少的高营养、多功能的杂粮。赤小豆性平、味甘、酸，归心、小肠经。具有健脾利水、解毒消痈、消利湿热的作用，被李时珍称为"心之谷"。

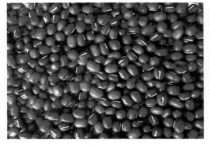

赤小豆

4）绿豆

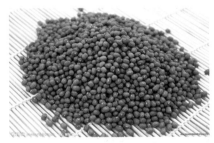

绿豆

绿豆的热量、蛋白质、膳食纤维、钙、铁、糖类、磷、钾、镁、锰、锌、烟酸、铜、维生素 E 高于同类食物的平均值。绿豆味甘，性寒，有清热解毒、消暑、利尿、祛痘的作用，是夏季饮食中的上品。生绿豆水浸磨成的生绿豆浆蛋白含量颇高，内服可保护胃肠黏膜。绿豆蛋白、鞣质和黄酮类化合物可与有机磷农药、汞、砷、铅化合物结合形成沉淀物，并不易被胃肠道吸收，使之减少或失去毒性。因此，绿豆具有一定的解毒功效。

🧁 讨论探究

大豆异黄酮是黄酮类化合物，是大豆生长中形成的一类次级代谢产物，与雌激素有相似结构，因此大豆异黄酮又称植物雌激素，可防治一些与雌激素水平下降有关的疾病，延缓女性衰老，改善更年期症状，防治骨质疏松、血脂升高、乳腺癌、前列腺癌、心血管等疾病。对于高雌激素水平者，表现为抗激素活性，可防治乳腺、子宫内膜、结肠、前列腺、肺、皮肤等癌细胞的生长和白血病，及其他心血管疾病。你还知道大豆对人体有哪些益处吗？

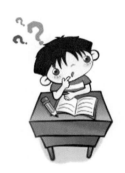

🧁 知识拓展

豆　浆

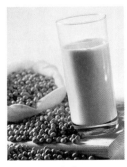

豆浆

豆浆是中国人民喜爱的一种饮品，也是一种老少皆宜的营养食品，在欧美享有"植物奶"的美誉。豆浆含有丰富的植物蛋白和磷脂，还含有维生素 B_1、维生素 B_2 和烟酸。此外，豆浆还含有铁、钙等矿物质，尤其是其所含的钙，非常适合于各种人群，包括老年人、中年人、青少年、儿童等。

鲜豆浆四季都可饮用。春秋饮豆浆，滋阴润燥，调和阴阳；夏饮豆浆，消热防暑，生津解渴；冬饮豆浆，祛寒暖胃，滋养进补。其实，除了传统的黄豆浆外，豆浆还有很多花样，红枣、枸杞、绿豆、百合等都可以成为豆浆的配料。

豆浆加热时看到泡沫上涌就误以为已经煮沸，其实这是豆浆的有机物质受热膨胀形成气泡造成的上冒现象，并非沸腾，是没有熟的。没有熟的豆浆对人体是有害的，因为豆浆中含有两种有毒物质，会导致蛋白质代谢障碍，对胃肠道产生刺激，引起中毒症状。预防豆浆中毒的办法是：将豆浆在 100 ℃的高温下煮沸，就可安心饮用了。如果饮用豆浆后出现头痛、呼吸受阻等症状，应立即就医，绝不能延误时机，以防危及生命。

项目 3　蔬菜类原料的营养价值

[学习导读]

蔬菜是膳食的重要组成部分，是烹饪原料的重要组成部分。蔬菜含有丰富的糖类、维生素、矿物质等成分，有增进食欲、促进消化、维持体内酸碱平衡的作用。

[项目要求]

通过本项目的学习：

1. 了解蔬菜的分类。

2. 掌握蔬菜的营养特点。

3. 了解常见蔬菜品种的营养特点及保健功用。

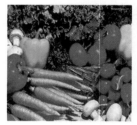

蔬菜类原料

知识介绍

2.3.1　认识蔬菜原料的分类与营养成分

1）蔬菜原料的分类

在我国，较为广泛栽培的蔬菜约有 60 种，按其结构和可食部分不同，蔬菜可分为：

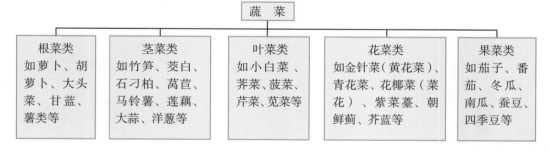

蔬菜

根菜类	茎菜类	叶菜类	花菜类	果菜类
如萝卜、胡萝卜、大头菜、甘蓝、薯类等	如竹笋、茭白、石刁柏、莴苣、马铃薯、莲藕、大蒜、洋葱等	如小白菜、荠菜、菠菜、芹菜、苋菜等	如金针菜（黄花菜）、青花菜、花椰菜（菜花）、紫菜薹、朝鲜蓟、芥蓝等	如茄子、番茄、冬瓜、南瓜、蚕豆、四季豆等

2）蔬菜原料的营养成分特点

蔬菜一般含蛋白质极少，为 1%～3%，氨基酸组成不平衡，不含或仅含微量脂肪。此外，蔬菜水果中还含有一些酶类、杀菌物质和具有特殊功能的生理活性成分。

（1）水

大多数蔬菜含有65%～90%的水分，由于蔬菜以鲜食为主，因此正常的含水量是蔬菜的主要质量标准，同时也是蔬菜不易储存而腐烂变质的主要因素。膳食水分的供给中，蔬菜中水分占重要地位，对于维持人体水平衡、促进新陈代谢有重要的意义。

（2）维生素

蔬菜中含有多种维生素，其中最重要的有抗坏血酸、核黄素和胡萝卜素。维生素C一般分布在蔬菜代谢旺盛的叶、花、茎等组织器官中，与叶绿素平行分布。含维生素C量较多的蔬菜有青椒、油菜、小红辣椒等。瓜类一般含量较少，黄瓜、西红柿含量虽不多，但可生吃，没有烹调损失。

胡萝卜素与蔬菜的其他色素共存，凡是绿、红、橙、紫色的蔬菜都含胡萝卜素，深色叶菜类含量较大，如韭菜、油菜、菠菜、苋菜、青笋叶等，每100 g含量在2 mg左右。

（3）矿物质

蔬菜的矿物质含量十分丰富。除了呈碱性的钙、钾、钠、铁等元素外，还有一定量的铜、碘、钴、钼、氟、锰等元素。蔬菜是人类钙和铁的重要来源。每100 g绿叶菜含钙50 mg以上，其中，韭菜、大白菜、芹菜等含钙较多，而且吸收率也较高。有些蔬菜，如菠菜、牛皮菜等含钙量也比较大，由于这些蔬菜的草酸等有机酸的含量较多，影响了人体对钙的吸收率。由于每100 g青豆、韭菜、红辣椒及芹菜等含铁2.0 mg左右，因此是蔬菜中铁的主要来源，但人对植物性食物中铁的吸收利用率较低。因为蔬菜含有大量的碱性元素，所以其在维持体内酸碱平衡上起着重要作用。

（4）糖类

蔬菜中的糖类种类较多，包括可溶性糖类、淀粉、纤维素和果胶。根茎类蔬菜含有较多的淀粉，如土豆、山药、莲藕等，含量为15%～20%，这类蔬菜每100 g可供热能366 kJ（80 kcal），在一些贫困山区，常作为粮食的替代物。一般的蔬菜含淀粉2%～3%，供给能量较少，但膳食纤维含量高，这对于帮助消化、协助排便具有重要的生理意义。因此蔬菜是人类膳食纤维的重要来源之一。含糖较多的蔬菜有胡萝卜、西红柿和红薯等。

蔬菜一般含蛋白质极少，为1%～3%，氨基酸组成不平衡，不含或仅含微量脂肪。此外，蔬菜水果中还含有一些酶类、杀菌物质和具有特殊功能的生理活性成分。

2.3.2　常见蔬菜品种的营养价值及保健功用

1）叶类菜

叶类菜是无机盐和维生素的重要来源。在这类蔬菜中尤以绿色叶菜为蔬菜类食物的代表，如油菜、小白菜、雪里蕻、荠菜、韭菜等含有较多的胡萝卜素、维生素C，并含有一定量的维生素B_2。绿叶菜含有较多的钙、磷、钾、镁及微量元素铁、铜、锰等，且钙、磷、铁的吸收和利用较好，而成为钙和铁的一个重要来源。但也有一部分蔬菜（菠菜、苋菜、空心菜）因含有较多的草酸，能与钙结合，形成不溶性草酸钙，不能被人体吸收。如果在炒之前将菜用水烫一下，可去除草酸，可去掉涩味。

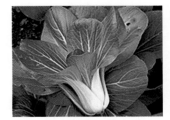

油菜

（1）油菜

油菜又名芸薹，种子及菜油均可供药用。《本草拾遗》中记录："芸薹破血，产妇煮食之。子压取油，敷头令头发长黑，又煮食，主腰脚痹。"《罗氏会约医境》中记录："芸薹……捣敷乳痈丹毒，其效如神。"油菜籽或叶可治小儿丹毒。油菜煮汁或捣绞汁可治急性乳痈、无名肿毒。

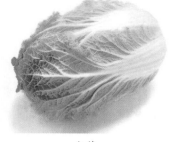

白菜

（2）白菜

俗话说："百菜不如白菜。"白菜富含胡萝卜素、B族维生素、维生素C、钙、磷、铁等，白菜中微量元素锌的含量不仅在蔬菜中名列前茅，就连肉蛋也比不过它。白菜的药用价值也很高，中医认为其性微寒无毒，经常食用具有养胃生津、除烦解渴、利尿通便、清热解毒之功效。

（3）芥菜

芥菜性味辛、温，无毒。久食则积温成热，辛散太盛，耗人真元，肝木受病，昏人眼目，发人痔疮。芥菜叶为雪里蕻，其营养价值很高，含有钙、铁、胡萝卜素、维生素C，还含有维生素B_1、维生素B_2、烟酸。芥菜杆可治牙龈肿烂。鲜芥菜捣汁可治咳血。芥菜籽与萝卜籽、橘皮、甘草煎水可治慢性支气管炎。鲜芥菜煎水代茶饮治小便不通。芥菜根研末，蜜糖水调服可治痢疾。

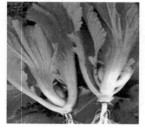

芥菜

（4）韭菜

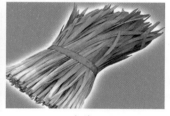

韭菜

韭菜含有蛋白质、维生素B、维生素C，还有矿物质钙和磷。胡萝卜素含量很高，仅次于胡萝卜。此外，韭菜还含有锌元素。韭菜温中下气，补虚，调和脏腑，益阳，止泄血脓。韭菜对高血脂及冠心病有好处，因为它不仅含有挥发油及硫化物，具有降低血脂的作用，而且它所含的纤维素也能发挥作用。

（5）菠菜

菠菜含有维生素A、维生素B、维生素C、维生素D、胡萝卜素、蛋白质、铁、磷、草酸等。维生素B_2可以帮助身体吸收其他维生素，而充足的维生素A可以预防感冒。含有烟碱酸，所以口感略带涩味。含大量的植物粗纤维，可促进肠道蠕动，利于排便。菠菜虽然是含铁较多的蔬菜，但含有抑制铁的吸收物质，包括高浓度的草酸，它会结合铁形成草酸亚铁，使得菠菜中的铁不易被人体吸收。此外，高含量的草酸从身体除去铁，更抑制了铁的吸收与利用，因此菠菜烹调前应焯水去掉大部分草酸。菠菜可利五脏，通肠胃热，解酒毒，冷大小肠；通血脉，开胸膈，下气调中，止渴润燥。菠菜炒熟后，其性偏于平和；煮汤食之，有寒冷润滑的性能，能通小便，利肠胃，清积热。

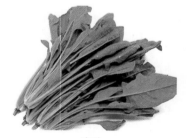

菠菜

2）根茎类

根茎类食物是介于粮食与蔬菜之间的食物。如马铃薯、甘薯、芋头等，含淀粉较多，可供给较多的热量。这类菜每100 g可供热量为330 ～ 420 kJ（79 ～ 100 kcal），而一般蔬菜每100 g供热量为40 ～ 170 kJ（10 ～ 41 kcal）。其蛋白质、无机盐和维生素的含量则相对较低，但带有红黄颜色的胡萝卜、红薯等是胡萝卜素的良好来源。

（1）胡萝卜

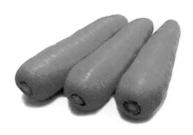

胡萝卜

胡萝卜是一种质脆味美、营养丰富的家常蔬菜。中医认为它可以补中气、健胃消食、壮元阳、安五脏，治疗消化不良、久痢、咳嗽、夜盲症等有较好疗效，故被誉为"东方小人参"。胡萝卜中的主要营养素是 β-胡萝卜素，用油炒熟后吃，在人体内可转化为维生素 A，提高机体免疫力，间接消灭癌细胞。

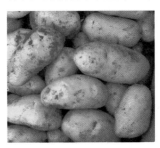

土豆

（2）土豆

土豆又名马铃薯，性味甘平，归胃，大肠经。土豆具有补气消炎、健脾的功能，主治腮腺炎、胃及十二指肠溃疡、习惯性便秘和烫伤。土豆的蛋白质含量仅为2%左右，但其富含钾盐和维生素 C，且在烹调过程中维生素 C 损失较少。同时它也是一种易于消化吸收的食物。

马铃薯发芽或部分变绿时，其中的龙葵素大量增加，烹调时又未能去除或破坏掉龙葵素，食用后会引起中毒。

🍳 **学生活动**

发芽或变绿的土豆，在食用时我们应该如何处理？

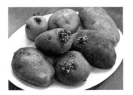

土豆

（3）慈姑

慈姑富含淀粉、蛋白质和多种维生素，还含有钾、磷、锌等微量元素，对人体机能有调节促进作用。更重要的是，慈姑还具有益菌消炎的作用。中医认为，慈菇性味甘平，生津润肺，补中益气，所以慈姑不仅营养价值丰富，还能够败火消炎，辅助治疗痨伤咳喘。

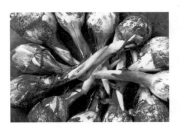

慈姑

（4）芋头

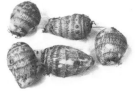

芋头

芋头性味甘辛、平。具有补气益肾、破血散结的功效。芋头熟食有补益润燥的功效。凡脾肾阴虚，阴虚内燥所致食少瘦弱，久痢便血，口渴便秘者宜食。煮汤或入药，有破血散结的功效。气血淤结，瘰疬，肿毒者宜食。

3）瓜果类

这一类蔬菜的营养价值比较低，大部分是夏秋季节上市的，在绿叶菜较少的季节，是无机盐与维生素的主要来源。辣椒中维生素 C 含量丰富，还有较丰富的胡萝卜素及磷。南瓜、倭瓜含有较多的胡萝卜素。

（1）苦瓜

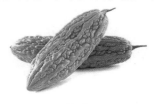

苦瓜

苦瓜可以生吃，也可以熟吃。生吃，性味偏寒，具有清热去火、清心明目的作用。熟吃，性味偏温，具有滋阴养血、健脾补肾的作用。苦瓜维生素 C 含量比一般绿叶菜还高，并且有降血糖的作用，加热后，会损失一部分维生素 C，但味道没有生吃那么苦。

（2）番茄

番茄，别名西红柿、洋柿子。番茄富含胡萝卜素、维生素 C、B 族维生素和钙、磷、钾、镁、铁、锌、铜、碘等多种元素，番茄还含有蛋白质、糖类、有机酸、纤维素。据营养学家研究测定，每人每天食用 50 ~ 100 g 鲜番茄，即可满足人体对几种维生素和矿物质的需要。番茄内含有抗氧化物番茄红素，能有效预防前列腺癌以及抵抗皮肤被紫外线晒伤，加热烹煮后番茄会释出更多茄红素。一些研究人员还从番茄中提炼出物质治疗高血压。西红柿性味甘、酸、微寒，具有生津止渴、健胃消食、凉血平肝、清热解毒、降血压功效。

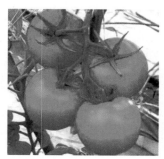

番茄

（3）茄子

茄子富含矿物质、糖类、胡萝卜素、维生素 B$_1$、维生素 B$_2$、维生素 C、维生素 P、蛋白质，此外，茄子还含有磷、钙、钾等微量元素和胆碱、葫芦巴碱、水苏碱、龙葵碱等多种生物碱。尤其是紫色茄子中维生素含量更高，茄皮含有多种有益于人体健康的化合物，烹调时，不建议去皮。茄子性味甘、寒、无毒，具有散血、止痛、祛瘀、利尿、消肿、宽肠之功效。茄子含皂草甙，具有降胆固醇的效能。

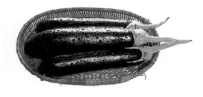

茄子

（4）秋葵

秋葵嫩果（荚）肉质柔嫩、润滑，风味独特，营养价值高，堪比人参（在日韩即称为"绿色人参"），却比人参更适合日常食补。可炒食、煮食、凉拌、制罐头、做汤及速冻加工等。在凉拌和炒食之前必须在沸水中烫 3 ~ 5 min 以去涩。幼果中还含有一种黏性物质，可助消化，治疗胃炎、胃溃疡，并可保护肝脏及增强人体耐力。嫩叶也可食用。花、种子和根对恶疮、痈疖有疗效，有一定的抗癌作用。种子中含有较多的钾、钙、铁、锌、锰等矿物质，能提取油脂、蛋白质或作为咖啡的代用品。

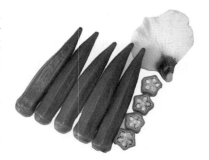

秋葵

（5）七星宝塔菜花

每一棵宝塔花菜，都是由形状相同的塔状小花菜组成的，而每一簇小花菜又是由更小些的同形状小花蕾组成的，每一簇小花菜都按照斐波那契螺旋线进行排列。七星宝塔菜花造型

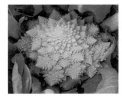

新颖独特，具有强烈的视觉震撼效果，口味好，营养价值高，含类黄酮，可防止感染，还可清理血管，减少胆固醇氧化，降低血小板凝结的功能，维生素 A、维生素 C 及胡萝卜素的含量高，能增加皮肤弹性，具有强身健体、防病、美容之功效。

七星宝塔菜花

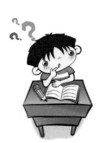

🧁 讨论探究

有人说蔬菜类原料的营养价值与蔬菜的颜色有关系，你同意这个观点吗？为什么？

🧁 知识拓展

蔬菜颜色显示营养

蔬菜按所含维生素多少的顺序排列为绿、黄、红、紫、白，即便是同一品种或是同一棵蔬菜的不同部位，由于颜色不同，维生素含量也不同，如芹菜叶胡萝卜素含量较其梗高出 6 倍。

1. 绿色蔬菜

绿色蔬菜含有丰富的维生素 C、维生素 B_1、维生素 B_2、胡萝卜素及多种微量元素。对高血压及失眠患者有一定的镇静作用，并有益肝脏。绿色蔬菜还含有酒石黄酸，能阻止糖类变成脂肪。

2. 黄色蔬菜

黄色蔬菜有韭黄、南瓜、胡萝卜等，富含维生素 E，能减少皮肤色斑，延缓衰老，对脾、胰等脏器有益，并能调节胃肠消化功能。黄色蔬菜及绿色蔬菜所含的黄碱素有较强的抑癌作用。

3. 红色蔬菜

红色蔬菜有西红柿、红辣椒、红萝卜等，能提高人们的食欲和刺激神经系统的兴奋。红色食品中含有胡萝卜素和其他红色素，能增加人体抵抗组织中细胞的活力。

4. 紫色蔬菜

紫色蔬菜有紫茄子、扁豆等。紫色蔬菜具有调节神经和增加肾上腺分泌的功效。最近的研究还发现，紫茄子比其他蔬菜含更多维生素 P，能够增强身体细胞之间的黏附力，提高微血管的强力，降低脑血管栓塞的概率。

5. 黑色蔬菜

黑色蔬菜有黑茄子、海带、黑香菇、黑木耳等，能刺激人的内分泌系统和造血系统，促进唾液的分泌。黑木耳含有一种能抗肿瘤的活性物质，可防治食道癌、肠癌、骨癌。

6. 白色蔬菜

白色蔬菜有茭白、莲藕、竹笋、白萝卜等，对调节视觉和安定情绪有一定的作用，对高血压和心肌病患者有益处。

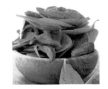 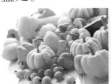 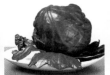 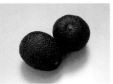

蔬菜

项目4 禽畜类原料的营养价值

[学习导读]

动物性食物包括畜禽肉、蛋类及其制品、水产类和乳类及其制品。动物性食物是人体优质蛋白、脂类、脂溶性维生素、B族维生素和矿物质的主要来源。日常生活中我们常见的是禽畜类烹饪原料。

[项目要求]

1. 掌握畜禽肉的营养成分特点。
2. 了解畜禽内脏的营养成分特点。
3. 了解禽蛋的营养成分特点。
4. 掌握乳类的营养成分特点。

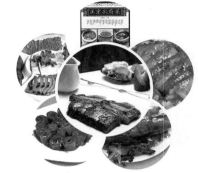

禽畜类原料

知识介绍

2.4.1 探究禽畜肉类的营养成分特点

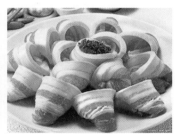

肉卷

禽畜肉包括畜肉和禽肉，前者包括猪、牛羊等的肌肉、内脏及其制品，后者包括鸡、鸭、鹅等的肌肉及其制品。畜禽肉的营养价值较高，饱腹作用强，可加工烹制成各种美味佳肴，是食用价值很高的食物。

1）蛋白质

畜禽肉中的蛋白质含量一般为10% ~ 20%，因动物的种类、年龄、肥瘦程度以及部位而异。在畜肉中，猪肉的蛋白质含量平均在13.2%左右；牛肉、羊肉、兔肉、马肉、鹿肉和骆驼肉可达20%左右；在禽肉中，鸡、鹌鹑肉的蛋白质含量较高，约为20%；鸭肉约为16%；鹅肉约为18%。

2）脂类

脂肪含量因动物的品种、年龄、肥瘦程度、部位等不同有较大差异，低者的脂肪含量仅为2%，高者可达89%以上。在畜肉中，猪肉的脂肪含量最高，羊肉次之，牛肉最低，兔肉为2.2%。在禽肉中，火鸡和鹌鹑的脂肪含量较低，在3%左右。鸡和鸽子为9% ~ 14%，鸭和鹅达20%左右。总体来说，禽类脂肪的营养价值高于畜类脂肪。

动物脂肪所含有的必需脂肪酸明显低于植物油脂，因此其营养价值低于植物油脂。在动物脂肪中，禽类脂肪所含必需脂肪酸的量高于家畜脂肪；在家畜脂肪中，猪脂肪的必需脂肪酸含量又高于牛、羊等动物的脂肪。

3）糖类

畜禽肉糖类含量为0% ~ 9%，多数在1.5%，主要以糖原的形式存在于肌肉和肝脏中。

动物在宰前过度疲劳，糖原含量下降，宰后放置时间过多，也可因酶的作用，使糖原含量降低，乳酸相应增多，pH 值下降。

4）维生素

畜禽肉可提供多种维生素，以 B 族维生素和维生素 A 为主。内脏含量比肌肉中多，其中肝脏特别富含维生素 A 和维生素 B_2，维生素 A 的含量以牛肝和羊肝为最高，维生素 B_2 含量则以猪肝中最丰富。在禽肉中还含有较多的维生素 E。

5）矿物质

畜禽肉矿物质的含量一般为 0.8% ~ 1.2%，内脏的含量最高，其次为瘦肉和肥肉。铁的含量以猪肝和鸭肝最丰富，为 23 mg/100 g 左右。畜禽肉中的铁主要以血红素形式存在，消化吸收率很高。此外，畜禽肉还含有较多的磷、硫、钾、钠、铜等。钙的含量虽然不高，但吸收利用率很高。

6）含氮浸出物

含氮浸出物是一些能溶于水的非蛋白含氮物质的总称。它占肌肉化学成分的 1.65%，总含氮物质的 11%，多以游离状态存在，是肉品呈味的主要成分，包括三磷酸腺苷（ATP）、二磷酸腺苷（ADP）、肌酸、肌酐、嘌呤、游离氨基酸、尿素、胺等。

🧁 知识探究

常见的禽畜肉种类

1. 猪肉

在畜肉中，猪肉的蛋白质含量最低，脂肪含量最高。猪肉还含有丰富的 B 族维生素，可以使身体感到更有力气。猪肉能提供人体必需的脂肪酸。猪肉性味甘咸，滋阴润燥，可提供血红素（有机铁），促进铁吸收的半胱氨酸，能改善缺铁性贫血。猪排滋阴，猪肚补虚损、健脾胃。

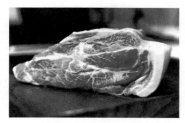
猪肉

2. 牛肉

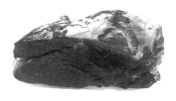
牛肉

牛肉是中国人的第二大肉类食品，仅次于猪。牛肉蛋白质含量高，而脂肪含量低，所以味道鲜美，受人喜爱，享有"肉中骄子"的美称。牛肉含有丰富的蛋白质，氨基酸组成比猪肉更接近人体需要，能提高机体抗病能力，对生长发育及手术后、病后调养的人在补充失血、修复组织等方面特别适宜。寒冬食牛肉，有暖胃的作用，为寒冬补益佳品。

中医认为，牛肉有补中益气、滋养脾胃、强健筋骨、化痰息风、止渴止涎的功效。

3. 羊肉

羊肉是我国人们主要食用肉类之一，也是冬季进补佳品。羊肉肉质细嫩，味道鲜美，含有丰富的营养。羊肉可制成多种风味独特、醇香无比的佳肴。涮羊肉，烤、炸羊肉

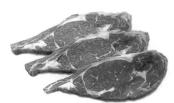
羊肉

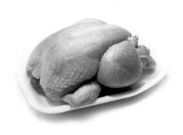

鸡

串、葱爆羊肉等，是老少皆喜食的美味食品。羊肉性热、味甘，是适宜于冬季进补及补阳的佳品，具有助元阳、补精血、疗肺虚、益劳损的功效，是一种滋补的食物。

4. 鸡肉

鸡肉含蛋白质、脂肪、钙、磷、铁、镁、钾、钠、维生素 A、维生素 B_1、维生素 B_2、维生素 C、维生素 E 和烟酸等成分。脂肪含量较少，其中含有多不饱和脂肪酸。鸡肉还含有胆固醇、组氨酸。中医认为，鸡肉味甘，性微温，能温中补脾、益气养血、补肾益精、健脾胃、活血脉、强筋骨。鸡肉对营养不良、畏寒怕冷、乏力疲劳、月经不调、贫血、虚弱等有很好的食疗作用。

5. 鸭肉

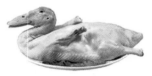

鸭

鸭是餐桌上的上乘肴馔，也是人们进补的优良食品。鸭肉的营养价值与鸡肉相仿，其营养价值很高，蛋白质含量比畜肉高得多，脂肪、碳水化合物含量适中，特别是脂肪均匀地分布于全身组织中。鸭肉中的脂肪酸主要是不饱和脂肪酸和低碳饱和脂肪酸，含饱和脂肪酸量明显比猪肉、羊肉少。鸭肉性味甘、寒，入肺胃肾经，有滋补、养胃、补肾、消水肿、止热痢、止咳化痰等作用。凡体内有热的人适宜食鸭肉，体质虚弱，食欲不振，发热，大便干燥和水肿的人食之更为有益。民间还传说，鸭是肺结核病人的"圣药"。

2.4.2 了解禽畜类内脏的营养成分

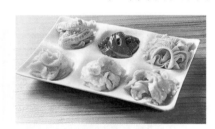

禽畜类内脏

禽畜类内脏的营养成分十分丰富，很多营养素的含量都明显高于畜禽肉类。烹饪中，常用的内脏主要是肝、肾、胃等。

1）蛋白质

畜禽类的内脏含有较高的蛋白质，且吸收利用率较高。如猪肝、羊肝、牛肝含蛋白质 20% 左右，鸡肝、鸭肝、鹅肝含蛋白质 16% ~ 18%。

2）脂类

畜禽肉内脏脂肪的含量为 2% ~ 10%，脑最高，为 10% 左右；猪肾、鸭肝、羊心和猪心居中，为 5% ~ 8%，其他在 4% 以下。

3）矿物质

畜禽类内脏的矿物质含量较畜禽肉高，猪肝含铁 22.6 mg/100 g，是畜禽肉的 10 倍左右。

4）维生素

畜禽内脏中的 B 族维生素较肌肉组织多，而肝脏是各种维生素含量最丰富的器官，每 100 g 猪肝含维生素 A 4 972 μg，是畜禽肉平均含量的近 100 倍；而羊肝为 20 972 μg/100 g，是畜禽肉平均含量的 400 倍。肝脏中核黄素含量比畜禽肉多 15 ~ 20 倍，烟酸的含量也多 4 ~ 5 倍。牛、羊肝脏中硫胺素含量比畜肉多 5 ~ 6 倍。禽肝中含有丰富的维生素，如每

100 g 鸡肝中约含维生素 A 10 414 μg，其硫胺素含量比鸡肉多 10 倍，核黄素含量也比鸡肉多 15 倍。此外，肝脏中还含有少量维生素 D、叶酸、维生素 B_2 等，因此，动物肝脏是公认的治疗营养性贫血、脂溶性维生素缺乏症的首选食品之一。但是，由于内脏中胆固醇含量较高，高血脂及动脉粥样硬化患者不宜过多食用内脏。

 学生活动

畜禽内脏有很多品种，它们的营养成分各不相同，请补充下表。

内脏名称	营养成分特点	食　性	烹饪应用
猪　肝			
猪　肾			
猪大肠			
猪　肚			

2.4.3　认识禽蛋的营养成分特点

禽蛋类是食用普遍，在食品制造业中食用较广泛，营养价值极高的天然方便食品。蛋黄和蛋清约分别占总可食部分的 1/3 和 2/3。钙、磷及铁等矿物质多集中在蛋黄中，且蛋黄的蛋白质、脂肪含量均高于蛋清。

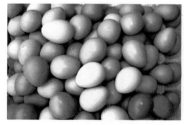

禽蛋

1) 蛋白质

禽蛋类所含的蛋白质属优良蛋白质，含有人体所需要的氨基酸，其中必需氨基酸的种类齐全，比例协调，与人体生理需要十分相近。在进行各种食物蛋白质的营养质量评价时，多以全蛋蛋白质作为参考蛋白质。

2) 脂类

禽蛋类脂肪平均含量为 12% 左右，主要集中在蛋黄内，约占蛋黄总量的 33%，蛋清中几乎没有脂肪。鸡蛋中的不饱和脂肪酸含量较高，约占 58%，鸭蛋为 62%。蛋类脂肪熔点低，常温下为液体，易被消化吸收。每 100 g 蛋黄中含胆固醇 1 510 mg。蛋黄中含较高量胆固醇，是引发高血脂、冠心病、动脉粥样硬化症的因素之一，同时也含一定量的卵磷脂。因此，鸡蛋不可多食，也不宜不食，每天以食用 1 ～ 2 个为宜。

3) 矿物质

禽蛋类中钙、磷、铁等矿物质含量较高。每 100 g 鸡蛋含钙 44 mg，铁 2.3 mg，磷 182 mg。蛋黄矿物质含量多于蛋清，鸡蛋黄每 100 g 含铁 6.5 mg，是蛋清含铁量的 4 倍，但利用率低。因此，蛋黄可作为婴幼儿及营养性贫血症患者补铁的一般食品。蛋黄的含钙量明显高于畜禽类，是动物性食品中钙的良好来源之一。

4）维生素

禽蛋类含有丰富的维生素 A、维生素 D 和 B 族维生素，这些维生素主要存在于蛋黄中。每 100 g 鸡蛋中，维生素 A 的含量为 194 μg，硫胺素含量为 0.13 mg，核黄素为 0.32 mg，烟酸为 0.2 mg。蛋类维生素 A 的含量高于畜禽肉。维生素 D 的含量可因季节、饲料组成和鸡受光照时间的长短而有一定变化。此外，蛋黄中还含有较多的胡萝卜素。

🧁 知识探究

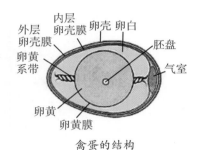

外层卵壳膜 内层卵壳膜 卵壳 卵白 胚盘 气室 卵黄 卵黄系带 卵黄膜

禽蛋的结构

禽蛋的结构

各种禽蛋的结构都很相似。主要由蛋壳、蛋清、蛋黄 3 部分组成。以鸡蛋为例，每只蛋平均重 50 g 左右，蛋壳质量占全部质量的 11%，其主要成分是 96% 的碳酸钙，其余为碳酸镁和蛋白质。蛋壳表面布满直径 15 ~ 65 μm 的角质膜，在蛋的钝端角质膜分离成一气室。蛋壳的颜色由白到棕色，深度因鸡的品种而异。颜色是由于卟啉的存在导致，与蛋的营养价值无关。蛋清包括两部分，外层为中等黏度的稀蛋清，内层包围在蛋黄周围的为角质冻样的稠蛋清。蛋黄表面包有蛋黄膜，有两条韧带将蛋黄固定在蛋的中央。

2.4.4 探究乳类的营养成分特点

乳类是指哺乳动物的乳汁，经常食用的是牛奶和羊奶。乳类经浓缩、发酵等工艺可制成奶制品，如奶粉、酸奶、炼乳等。奶类是营养成分齐全、组成比例适宜、容易消化吸收的理想的天然食物。奶类能满足出生幼仔生长发育的全部需要，也是体弱、年老和病人的较理想的食物。

1）蛋白质

乳类蛋白质均属优良蛋白质，消化率为 87% ~ 89%，生物价 85，高于畜禽肉，仅次于蛋类。但蛋白质的转化率又高于蛋类，其赖氨酸含量较多，是粮谷类食物的良好天然互补食品。

2）脂类

牛乳脂肪的含量与人乳相似，约为 3.5%，多数为饱和脂肪酸，与其他动物脂肪不同的是低熔点的油酸占 30% 左右，因此乳脂的熔点也比较低（34.5 ℃）。乳中脂肪颗粒直径仅 1 ~ 10 μm，呈高度分散稳定状态，极有利于消化吸收，消化吸收率高达 98%。人乳含有脂肪酶，几乎可全部被消化吸收。牛乳脂类中，人体必需脂肪酸含量少，仅为 3%。乳中胆固醇含量低于畜禽类食物，每 100 g 牛乳中含胆固醇 17 mg，而每 100 g 羊乳中含胆固醇 34 mg。

3）糖类

乳类所含糖类为乳糖，其含量占乳类组成成分的 5% 左右。乳糖的甜度仅为蔗糖的 1/6 左右，在水中溶解性低。乳糖有促进胃液分泌、胃肠道蠕动和调节胃酸的作用。乳糖需经乳糖酶分解成葡萄糖和半乳糖后方能被人体吸收利用。乳糖酶在人与动物出生时含量较多，随着年龄的增长，乳糖酶的含量逐渐减少。有些人长期不吃牛乳制品，消化道内缺乏乳糖酶，这些人偶尔喝牛乳后，由于乳糖不能被分解而出现腹泻、腹痛等症状，称为乳糖不耐症。如果在乳制品加工中，预先将乳糖分解，即可预防乳糖不耐症的发生，提高乳糖的消化吸收率和增进乳制品的甜度。

4）矿物质

牛乳中含有婴儿所需的全部矿物质，其中以钙、磷等尤为丰富。乳类中的钙多以酪蛋白钙的形式存在，吸收率较高。牛乳中铁的含量较低，吸收率也较差，属于贫铁性食品，若以牛乳替代母乳喂养婴儿也要注意对铁的补充。

5）维生素

牛乳中维生素的种类较全面，富含核黄素及一定量硫胺素极少量的抗坏血酸。虽然牛乳中烟酸含量不多，但是牛乳中蛋白质色氨酸含量丰富，在体内可合成烟酸，同样有预防癞皮病的效果。牛乳中维生素 A、维生素 D 及胡萝卜素含量与季节变化有关。一般夏季光照时间长，青草茂盛，以上维生素含量较高一些。

🧁知识探究

常见的乳制品种类

1. 全脂奶粉

全脂奶粉是将鲜奶去除水分后制成，便于携带和保存。一般全脂奶粉加入奶粉容量 4 倍的水或奶粉重量 8 倍的水，与鲜奶成分相同。奶粉的蛋白质和脂肪都比鲜奶易于消化，唯赖氨酸的利用率有所下降，但喷雾法加工的奶粉下降很少。

2. 脱脂奶

脱脂奶是去掉了奶油的牛奶。脱脂奶还可以制作黄油。脱脂奶含有全脂奶的大部分蛋白质和几乎全部的钙，并含有 B 族维生素。因为去掉了奶中的脂肪，所以失去了脂溶性维生素。脱脂奶粉是由脱脂鲜奶去水制成的。

3. 酸奶

市场上销售的酸奶，目前多由全脂鲜牛奶加乳酸菌发酵制成（也可用脱脂鲜奶制作酸奶）。酸奶易于消化，能抑制肠内有害菌的繁殖，对于缺乏乳酸者和老年人更为有益，也适用于食鲜牛奶易致腹泻的人。

4. 奶酪

奶酪（其中的一类也叫干酪）是一种发酵的牛奶制品，其性质与常见的酸牛奶有相似之处，都是通过发酵过程来制作的，都含有可以保健的乳酸菌，近似于固体食物。奶酪含有丰富的蛋白质、钙、脂肪、磷和维生素等营养成分，是纯天然的食品。就工艺而言，奶酪是发酵的牛奶；就营养而言，奶酪是浓缩的牛奶。对于孕妇、中老年人及生长发育旺盛的青少年儿童来说，奶酪是最好的补钙食品之一。

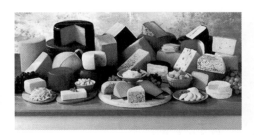

各式奶酪

食　疗

　　食疗，又称食治，是在中医理论指导下利用食物的特性来调节机体功能，使其获得健康或愈疾防病的一种方法。

　　通常认为，食物是为人体提供生长发育和健康生存所需的各种营养素的可食性物质。也就是说，食物最主要的是营养作用。其实不然，中医很早就认识到食物不仅能带来营养，而且还能疗疾祛病。如近代医家张锡纯在《医学衷中参西录》中曾指出，食物"病人服之，不但疗病，并可充饥；不但充饥，更可适口，用之对症，病自渐愈，即不对症，亦无他患"。

　　中国传统膳食讲究平衡，提出了"五谷宜为养，失豆则不良；五畜适为益，过则害非浅；五菜常为充，新鲜绿黄红；五果当为助，力求少而数"的膳食原则。用现代语言描述就是：要保持食物来源的生物多样性，以谷类食物为主；要多吃蔬菜、水果和薯类；每天要摄入足够的豆类及其制品；鱼、禽、肉、蛋、奶等动物性食物要适量。

　　食疗包括两个主要方法，一是将食物经过一定的调制烹饪，充分发挥其医疗作用；二是配入适当的药物，虽然用药，但通过技术处理而赋予食物的形式。

项目5　水产品类原料的营养价值

[学习导读]

　　水产品是指由水域中人工捕捞、获取的水产资源，如鱼类、软体类、甲壳类、海兽类和藻类等动植物。其中，可供人类食用的水产资源加工而成的食品，称为水产食品。水产品类原料是蛋白质、矿物质和维生素的良好来源。

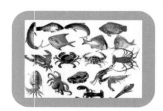

水产品类原料

[项目要求]

1. 了解水产品类原料的分类。
2. 掌握鱼类的营养成分特点。
3. 了解虾、蟹、贝类的营养价值和保健功用。
4. 了解其他水产品类原料的营养价值和保健功用。

🧁 知识介绍

　　水产品类原料为淡水鱼、海产鱼、虾、蟹、贝类及藻类的统称，其中，以鱼为主。水产品类原料味鲜可口，营养丰富，并且易于被消化吸收。我国海岸线长，渔场面积大，水产资源丰富，可供食用的水产品种类繁多。水产品类原料能供给人体优良的蛋白质，以补充谷类蛋白质氨基酸组成的不足，同时还能供给人体多种维生素和矿物质。水产品类原料不仅具有较高的营养价值，而且还具有重要的药用价值，如甲鱼、乌贼骨等。

2.5.1 鱼类营养成分特点

按照鱼类生活的环境，可以把鱼分为海水鱼（鲱鱼、鳕鱼、狭鳕鱼）和淡水鱼（如鲤鱼、鲢鱼等）。根据生活的海水深度，海水鱼又可以分为深水鱼和浅水鱼。

1）蛋白质

鱼类蛋白质含量为15% ~ 22%，平均为18%左右。其中，鲨鱼、青鱼等含量较高，在20%以上。鱼类蛋白质的氨基酸组成较平衡，与人体需要接近，利用率较高，生物价可达85% ~ 90%。鱼肉中水分含量较大，肌肉纤维短细，结缔组织少于畜肉类。因此，鱼肉比畜禽肉细嫩，更易被消化吸收，是人体动物蛋白质的良好来源。

除了蛋白质外，鱼还含有较多的其他含氮化合物，主要有游离氨基酸、肽、嘌呤类等。

2）脂肪

鱼类脂肪含量为1% ~ 10%，平均5%左右，主要存在于皮下和脏器周围，肌肉组织中含量甚少。不同的鱼脂肪含量有较大差异，如鳕鱼含脂肪在1%以下，而河鳗脂肪含量高达10.8。鱼类脂肪多由不饱和脂肪酸组成，一般占60%以上，熔点较低，通常呈液态，易被消化吸收，消化率为95%左右。鱼类的脂肪构成与禽类不同，不饱和脂肪酸约占脂肪含酸量的80%，而且长碳链不饱和脂肪酸的比例较大，故对预防动脉粥样硬化和冠心病有显著作用。鱼类脂肪所含不饱和脂肪酸中以油酸最多，易氧化酸败。鱼类脂肪中必需脂肪酸含量较少，且饱腹作用不及畜禽类。

3）糖类

鱼类糖类含量较低，约为1.5%。有些鱼不含糖类，如鲳鱼、鲢鱼、银鱼等。糖类的主要存在形式为糖原。鱼类肌肉中的糖原含量与其致死方式有关：捕后即杀者糖原含量最高；挣扎疲劳后死去的鱼类，体内糖原消耗严重，含量降低。

4）维生素

鱼肉含有一定数量的维生素 A 和维生素 D，维生素 B_2、烟酸等的含量也较高，而维生素 C 含量则很低。一些生鱼制品中含有硫胺素酶和催化维生素 B_1 降解的蛋白质，因此大量食用生鱼可能造成维生素 B_1 的缺乏。鱼油和鱼肝油是维生素 A 和维生素 D 的重要来源，也是维生素 E（生育酚）的来源。

5）矿物质

鱼类矿物质含量为1% ~ 2%，其中，硒和锌的含量丰富。此外，钙、钠、氯、钾、镁等含量也较多。海产鱼类富含碘，有的海产鱼富含碘 500 ~ 1 000 μg/kg，而淡水鱼含碘仅为 50 ~ 400 μg/kg。

2.5.2　虾、蟹、贝类的营养价值及保健功用

1）虾的营养价值及保健功用

虾富含蛋白质，含量在18%左右，脂肪和糖类含量在3%左右，矿物质与维生素含量也很丰富。以鲜虾为例，每100 g 含硫胺素 0.01 mg，

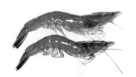

虾

核黄素 0.05 mg，烟酸 1.9 mg，维生素 E 2.79 mg，钙 146 mg，铁 3.0 mg，磷 196 mg。中医认为，虾性温味甘、微温，入肝、肾经。

虾肉有补肾壮阳、通乳抗毒、养血固精、化瘀解毒、益气滋阳、通络止痛、开胃化痰等功效；虾壳就有镇静作用；虾皮中矿物质含量丰富，每 100 g 虾皮含铁 4.0 mg，虾皮中含钙量达总量的 1% 左右。虾是少年儿童和老年人补钙的良好来源。此外，虾皮也含较多的碘。

2）蟹的营养价值及保健功用

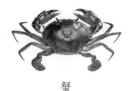
蟹

蟹可分河蟹、海蟹、湖蟹等。蟹肉蛋白质含量较高，约 15%；脂肪含量较低，为 2.6% ~ 5.6%；糖含量为 5% ~ 8%。矿物质和维生素含量也很高，以蟹为例，每 100 g 中含维生素 A389 μg，硫胺素 0.06 mg，核黄素 0.28 mg，烟酸 1.7 mg，维生素 E6.09 mg，钙 126 mg，铁 2.9 mg，锌 3.68 mg，磷 128 mg。中医认为，蟹肉性寒，味咸，具有舒筋益气、理胃消食、通经络、散诸热、清热、滋阴之功效，常与姜、醋佐食，脾胃虚寒者不宜食用。

3）贝类的营养价值及保健功用

贝类是营养价值和经济价值极高的一类软体动物的统称，如扇贝、鲍鱼、淡菜、牡蛎、乌贼、鱿鱼及田螺等。贝类除与鱼类虾蟹类含有相同的呈味物质外，还含有琥珀酸钠，构成贝类特有的鲜味。

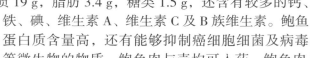
贝类

①干贝是栉孔扇贝或日月贝的闭壳肌的干制品。干贝肉质细嫩鲜美，营养丰富，是高级的滋补品。每 100 g 干贝中含蛋白质 63.7 g，脂肪 3 g，糖类 15 g，矿物质 5 g，并含微量琥珀酸。

②鲍鱼又名九孔鲍壳，名石决明。鲍鱼甘鲜肥美，营养丰富，每 100 g 鲍鱼中含蛋白质 19 g，脂肪 3.4 g，糖类 1.5 g，还含有较多的钙、铁、碘、维生素 A、维生素 C 及 B 族维生素。鲍鱼蛋白质含量高，还有能够抑制癌细胞细菌及病毒等微生物的物质。鲍鱼肉与壳均可入药，鲍鱼肉具有养血柔肝、行痹通络之功效，石决明具有平肝、清热明目之功效。

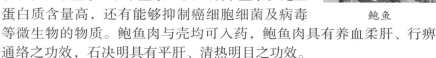
鲍鱼

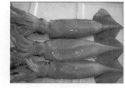
鱿鱼

③鱿鱼又名枪乌贼，每 100 g 干制鱿鱼中含蛋白质 66.7 g，脂肪 7.4 g，糖类 3 g，钙 100 mg，磷 39 mg，铁 4.4 mg，干制鱿鱼是筵席制作中常用原料之一。

④牡蛎又名海蛎子，是海产软体动物，肉味鲜美，生熟均可食用。牡蛎蛋白质含量丰富，锌的含量也比较丰富，其含量可高于 100 mg/100 g，且易被人体吸收利用。

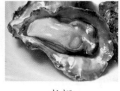
牡蛎

 学生活动

章鱼保罗在 2008 年欧锦赛的时候莫名其妙地火了一把，创造了 12 猜 11 中的纪录。请你叙述章鱼的营养特点、食性和烹饪应用。

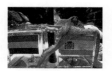

2.5.3 其他水产品的营养价值

1）鱼翅

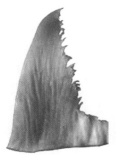

鱼翅由鲨鱼鳍制成，鱼翅的质量以背鳍为最好，鱼翅中有一层像肥膘一样的肉，翅筋层层排列在肉内聚，胶质丰富，翅筋蛋白质缺乏色氨酸，属于非优良蛋白质。每 100 g 鱼翅中含脂肪 0.3 g，钙 146 mg，磷 194 mg，铁 15.2 mg。中医认为，鱼翅味甘咸性平，具有益气、开胃、补虚等功效。

鱼翅

2）海参

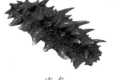

海参属棘皮动物，是一种高蛋白、低脂肪、低胆固醇食品。每 100 g 干制海参含蛋白质 75.5 g，脂肪 1.1 g，糖类 13.2 g，矿物质 4.2 g。我国历来把海参视为滋补品，它可补肾、益精、养血润燥。其蛋白质所含氨基酸大致与鱼肉相同，只是含量较少，但海参素能抑制某些癌细胞的生长，并抑制多种霉菌，还可治疗中风痉挛性麻痹。中医认为，海参性微寒，味甘、咸，归肺、肾、大肠经，具有补肾益精、养血润燥、止血等功效。

海参

3）甲鱼

甲鱼又名鳖、团鱼等。每 100 g 甲鱼含蛋白质 15.3 g，脂肪 1.1 g，糖类 26.6 g，钙 124 mg，磷 430 mg，铁 3.0 mg，维生素 A27.3 μg，硫胺素 0.07 mg，核黄素 0.14 mg，烟酸 3.8 mg。此外，甲鱼还含有动物胶、碘及维生素 D 等物质。中医认为，甲鱼具有滋阴潜阳、软坚、散结、消痞、滋阴清热、平肝息风、软坚散结等功效。因此，甲鱼自古被视为滋补佳品，其肉和血皆可入中药。

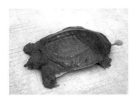

甲鱼

4）海蜇

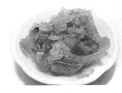

海蜇，又名水母，属于腔肠动物，海蜇含水量在 90% 以上，经加工处理后含水量也在 60% 以上。海蜇中间肉厚者称"海蜇头"，边缘肉薄者称"海蜇皮"。海蜇含蛋白质 12.3%，糖类 4%，还含有钙、磷、铁、碘等矿物质，以及 B 族维生素、烟酸、胶质等。因此，海蜇具有扩张血管、降低血压、平肝解毒、治疗糖尿病及动脉粥样硬化症的功效。

海蜇

🧁 知识拓展

酸性食物与碱性食物

酸性食物是依据流行的酸性体质理论而来的，而不是指食物直接测试 pH 值的分类。酸性食物是指经过消化后最终形成氮、碳、硫、氯、盐等酸根留在体内的食物，如牛、羊、猪、鸡、鸭、鱼肉、谷物等。

酸性食品通常指含有丰富的蛋白质、脂肪和糖类的食品，因含硫（S）、磷（P）、氯（Cl）元素较多，在人体内代谢产生硫酸、盐酸、磷酸和乳酸等物质。

碱性食物是食物经燃烧后所得灰分的化学成分中主要含有钾、钠、钙、镁等元素，其溶于水后生成碱性溶液，这类食物包括各种蔬菜、水果、豆类、奶类以及坚果中的杏仁、栗子等。

酸碱性食品的划分不是根据口感，而是根据食物在人体内最终的代谢产物来划分的。如果代谢产物内含钙、镁、钾、钠等阳离子，即为碱性食物。反之，硫、磷较多的即为酸性食物。因此，醋和苹果味道虽酸却是碱性食物。

常见的酸性食物有：蛋白质食物类，高脂肪食物类，高碳水化合物类，果冻类甜品、布丁等。

常见的碱性食物有：蔬菜类、水果类、调料及香草等。

常见的中性食物有：奶油、人造黄油、油类、玉米、蜂蜜、茶。

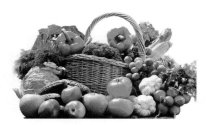
蔬菜、水果

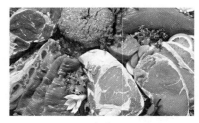
肉类

项目 6 果品类原料的营养价值

[学习导读]

水果是人们日常生活中重要的食物，人们常常把蔬菜水果相提并论。虽然水果的营养价值与蔬菜相近，但水果有其自身的特点。水果中可食部分的主要成分是水、糖类、矿物质和维生素，以及少量含氮物和微量的脂肪。此外，水果还含有有机酸、多酚类物质、芳香物质、天然色素等成分。但是从营养素整体含量和总抗氧化能力来说，水果不如蔬菜。

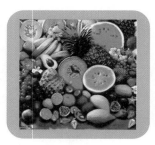
果品类原料

[项目要求]

1. 了解果品类原料的分类。
2. 掌握果品类原料的营养成分特点。
3. 了解常见果品类原料的营养价值及保健功用。

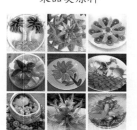
水果拼盘

知识介绍

2.6.1 探究果品类原料的分类及营养成分特点

水果可分为鲜果、干果、坚果和野果。鲜果种类很多，有苹果、橘子、桃、梨、杏、葡萄、香蕉、菠萝等。干果是新鲜水果经加工制成的果干，如葡萄干、杏干、蜜枣和柿饼等。坚果是以种仁为食用部分，因外覆木质或革质硬壳，故称坚果，如核桃、榛子、杏仁、松子、香榧、腰果等。野果在我国蕴藏十分丰富，这类资源亟待开发利用。野果含有丰富的维生素 C、有机酸和生物类黄酮，如沙棘、金樱子、刺梨、番石榴等。果品类原料主要为人体提供无机盐、维生素和水。

1）鲜果的营养成分特点

（1）蛋白质、水、脂类

水果中水分的含量为 79% ~ 90%。水果中蛋白质含量少，多为 0.5% ~ 1.0%。由于水果不是含氮物质的良好来源，因此不宜作为主食。水果中脂类物质含量很低，多为 0.1% ~ 0.5%。水果中脂类物质含量虽低，却富含磷脂和不饱和脂肪酸，如苹果中 50% 的脂类为磷脂。

（2）糖类

水果中的糖类主要是糖、淀粉、膳食纤维。仁果类如苹果、梨以果糖为主，葡萄糖和蔗糖次之。浆果类如葡萄、草莓、猕猴桃等主要含葡萄糖、果糖。核果类如桃、杏以蔗糖为主。

水果未成熟时，碳水化合物多以淀粉为主，成熟后才逐渐转化为糖。随着糖含量上升，水果中糖与酸（有机酸）的比例也在发生改变。因此，成熟的水果，其酸度较低，而甜度较高。

水果中的主要膳食纤维成分是纤维素、半纤维素和果胶。其中较为重要的是果胶，它使水果制品形成胶冻或黏稠悬浮液，带来特殊的质地与口感。富含果胶的水果可以制成果酱，如山楂、苹果、柑橘、猕猴桃等。山楂糕中的凝胶物质即为山楂中天然存在的果胶。

（3）无机盐

水果中含有多种无机盐。其中，在膳食中最为重要的无机盐是钾，而钠的含量较低。但不同种水果间含量差别很大，如橄榄、山楂、柑橘中含钙较多，葡萄、杏、草莓等含铁较多，香蕉含磷较多。

（4）维生素

水果中几乎含有除维生素 D 和维生素 B_{12} 之外的各种维生素，但 B 族维生素含量普遍较低。在膳食中具有重要意义的维生素是维生素 C 和胡萝卜素。由于水果一般不需要经过烹调加工，可以生吃，所含的维生素 C 可以毫无损失地进入人体，其在人体内的利用率也比较高，平均达 86.3%，是维生素 C 的极好来源。黄色和橙色的水果可提供类胡萝卜素。在我国，动物性食品摄入不足，中国居民的饮食中维生素 A 缺乏的现象较为普遍，蔬菜和水果中的胡萝卜素是膳食维生素 A 的主要来源。

（5）有机酸

水果中含有各种有机酸，主要有苹果酸、柠檬酸和酒石酸等。这些成分一方面可以使食物具有一定的酸味，可刺激消化液的分泌，有助于食物的消化；另一方面，使食物保持一定的酸度，对维持维生素 C 的稳定性具有一定的作用。另外，水果还含有纤维素和果胶，能促进胃肠蠕动和消化液分泌，对提高食欲和帮助消化有重要作用。

水果

（6）芳香物质

水果中存在的油状挥发性化合物中含有醇、酯、醛、酮等物质构成了水果独特的香气，使食物具有诱人香味，可刺激食欲，有助于食物的消化吸收。水果的品种很多，其色、香、味都能给人们以愉快感，对于丰富人类生活、充实膳食内容、增进食欲等方面，都有独特的作用。

（7）色素

水果所含的酚类物质包括酚酸类、类黄酮、花青素类、原花青素类、单宁等，不仅对果品的色泽和风味有很大的影响，并且这些植物化学物对机体具有特殊的保健作用，如抗氧化功能，防癌抗癌，防治心血管疾病的作用。

2）干果的营养成分特点

干果由于加工的影响，已经失去新鲜水果的营养特点，营养素损失较大，尤其是维生素C。但干果容易保存，别有风味，仍有一定的食用价值。

坚果是一类营养价值较高的食品，其共同特点是：低水分含量和高能量，富含各种矿物质和B族维生素。从营养素含量而言，富含脂肪的坚果优于淀粉类坚果。然而，因为坚果类所含能量较高，虽为营养佳品，但不可过量食用，以免导致肥胖。

2.6.2 常见果品类原料的营养价值及保健功用

1）苹果

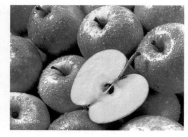

苹果

苹果不仅是我国最主要的果品，也是世界上种植最广、产量最多的果品。其味道酸甜适口，营养丰富。据测定，每100 g苹果含果糖6.5 ~ 11.2 g，葡萄糖2.5 ~ 3.5 g，蔗糖1.0 ~ 5.2 g，还含有微量元素锌、钙、磷、铁、钾及维生素B_1、维生素B_2、维生素C和胡萝卜素等。中医认为，苹果性味甘酸而平、无毒，具有生津止渴、益脾止泻、和胃降逆的功效。

2）梨

我国是梨属植物中心发源地之一，梨的主要品种有秋子梨、白梨、沙梨、洋梨、酥梨5种。梨含有大量蛋白质、脂肪、钙、磷、铁、葡萄糖、果糖、苹果酸、胡萝卜素及多种维生素。梨味甘微酸、性凉，入肺、胃经，具有生津、润燥、清热、化痰、解酒的作用。梨性偏寒助湿，多吃会伤脾胃，故脾胃虚寒、畏冷食者应少吃。

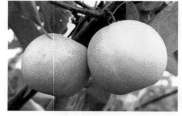

梨

3）菠萝

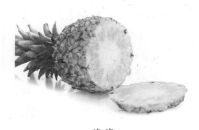

菠萝

菠萝为著名热带水果之一。菠萝果实品质优良，营养丰富。据分析，每100 g菠萝果肉中含全糖12 ~ 16 g，有机酸0.6 g，蛋白质0.4 ~ 0.5 g，粗纤维0.3 ~ 0.5 g，并含有多种维生素，其中维生素C含量可高达42 mg。此外，钙、铁、磷等含量丰富。菠萝性味甘平，具有健胃消食、补脾止泻、清胃解渴等功用，为夏令医食兼优的时令佳果。菠萝中含有刺激作用的甙类物质和菠萝蛋白酶，食用时用淡盐水或者在开水中煮一下即可，但不宜一次食用过多。

4）香蕉

香蕉属高热量水果。据分析，每100 g果肉的发热量达91 kcal。在一些热带地区，香蕉还作为主要粮食。香蕉营养价值颇高，每100 g果肉含碳水化合物20 g、蛋白质1.2 g、脂肪0.6 g。此外，香蕉还含多种微量元素和维生素。中医认为，香蕉味甘性寒，可清热润肠，促进肠胃蠕动，但脾虚泄泻者却不宜。

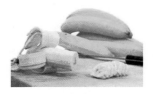

香蕉

5）甜橙

甜橙中含丰富的维生素C，能增加机体抵抗力，增加毛细血管的弹性，降低血中胆固醇。高脂血症、高血压和动脉硬化者常食甜橙有益。甜橙所含纤维素和果胶物质，可促进肠道蠕动，有利于清肠通便，排除体内有害物质。橙皮性味甘苦而温，其止咳化痰功效胜过陈皮，是治疗感冒咳嗽、食欲不振、胸腹胀痛的良药。甜橙几乎已经成为维生素C的代名词。

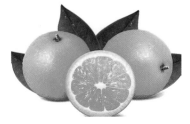

甜橙

甜橙味甘、酸，性凉，具有防治便秘的功效，还可生津止渴，开胃下气，帮助消化。正常人饭后食甜橙或饮橙汁，有解油腻、消积食、止渴等作用。甜橙营养极为丰富而全面，老幼皆宜。

6）板栗

板栗，又叫栗子，是一种补养治病的保健品。板栗营养价值很高，甘甜芳香，含淀粉51%～60%，蛋白质5.7～10.7%，脂肪2%～7.4%，还含有糖、淀粉、粗纤维、胡萝卜素、维生素A、维生素B、维生素C以及钙、磷、钾等物质，可供人体吸收和利用的养分高达98%。中医认为，栗子性味甘温，具有养胃健脾、补肾壮腰、强筋活血、止血消肿等功效。

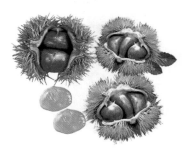

板栗

7）松子仁

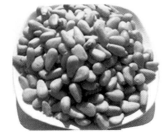

松子仁

为松科植物红松的种子仁，又称松子、海松子等。松子的营养价值很高，在每100 g松子肉中，含蛋白质16.7 g、脂肪63.5 g、碳水化合物9.8 g以及矿物质钙78 mg、磷236 mg、铁6.7 mg和不饱和脂肪酸等营养物质。中医认为，松子性温、味甘，入肝、肺、大肠经，具有滋阴养液，补益气血，润燥滑肠之功效。松子具有滋阴润肺、美容抗衰、延年益寿等功效，所以，松子又称长寿果。

8）白果

白果含有多种营养素，除淀粉、蛋白质、脂肪、糖类之外，还含有维生素C、核黄素、胡萝卜素、钙、磷、铁、钾、镁等，白果还含有银杏酸、白果酚、五碳多糖、脂固醇等成分。中医认为，白果味甘、苦、涩，性平，有毒；归肺经，具有敛肺定喘，止带浊，缩小便；用于痰多喘咳，带下白浊，遗尿尿频等功效，但生食有毒。

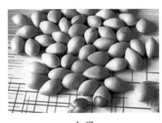

白果

🧁 调查研究

随着物流业的发展，进口水果的种类越来越多，目前市场上被人熟知的进口水果有提子、蛇果、水晶梨、奇异果、火龙果、杧果等。你知道这些水果的营养特点吗？请完成下表。

水果品种	营养成分特点	烹饪应用
牛油果		
释迦果		
榴梿		
西柚		

🧁 知识拓展

食用坚果的注意事项

除了栗子、白果外，坚果中所含的淀粉很少，膳食纤维却比较高，所以它们升高血糖的危险也很小。而糖尿病人的重要任务，就是预防和控制心脑血管疾病并发症。在这方面，坚果颇有益处。早上吃一小把坚果，是糖尿病人的明智食物选择。

2004年发表的一项研究发现，在Ⅱ型糖尿病人的膳食当中添加一把核桃，可以改善病人的血脂状态。在一项西班牙研究中，调查了9 000名心血管疾病患者，发现吃坚果对控制血脂和心脏病发病风险有益。

痛风病人吃一小把坚果，同样可以起保健作用。因为坚果类属于低嘌呤食品，其中的嘌呤含量低于黄豆和大部分豆类。例如，核桃当中的嘌呤含量为25 mg/100 g，巴西坚果是23 mg/100 g，榛子是37 mg/100 g，而花生略高，为79 mg/100 g，豆腐是68 mg/100 g，黄豆是190 mg/100 g，猪肉是150 mg/100 g。

减肥者可以放心食用，减肥者应当感觉安心。因为研究发现，部分坚果具有相当好的饱腹感，比如大杏仁的纤维含量列坚果中的首位，它能有效地压制饥饿感，并延长饱腹感。即便是纤维含量不算高的核桃，在适量食用、不增加膳食总能量的时候，也有利于控制体重。如果在早餐食用，不必太过担心。

项目7 调味品类原料的营养价值

[学习导读]

开门7件事：柴、米、油、盐、酱、醋、茶。其中，盐、酱、醋都是调味品，这说明调味品在人们生活中是一日不可或缺的。它的主要功能是增进菜品质量，满足消费者的感官需要，从而刺激食欲，增进人体健康。从广义上讲，调味品包括咸味剂、酸味剂、甜味剂、鲜味剂和辛香剂等，像食盐、酱油、醋、味精、糖、八角、茴香、花椒、芥末等都属于此类。

[项目要求]

1. 了解果品类原料的分类。
2. 掌握果品类原料的营养成分特点。
3. 了解常见果品类原料的营养价值及保健功用。

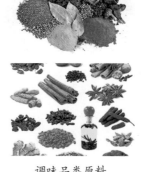

调味品类原料

知识介绍

2.7.1 探究食盐、食醋和酱油的营养特点

1) 食盐

食盐的主要化学成分是氯化钠，同时含有少量钾、钙、镁等元素，海盐中还含有碘。钠和钾对维持细胞内外正常的水分分布，促进细胞内外物质交换起着重要作用。钠过多或过少都会直接影响细胞的正常生理功能。氯是胃酸的主要原料，如果体内缺氯，就会引起胃酸分泌减少、食欲不振、消化不良。由于出汗和排尿，体内每天都有一定量的盐分排出体外，因此，正常人每天都必须补充盐。

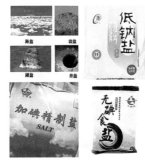

各种食盐

（1）食盐在烹饪中的作用

在烹饪工艺中，食盐被称为"百味之王"，其具有解腻、提鲜、除腥、突出原料中的鲜香味等作用。食盐对食物有保鲜作用。食物中加入盐，可提高其渗透压，微生物的生长繁殖受到抑制。如果盐浓度超过15%，则大多数微生物就会停止生长。腌制蔬菜、肉类及水产品就是利用这一原理达到防止腐败变质、延长保质期的目的。由于食盐能使蛋白质变性凝固脱水，因此在烹调过程中用盐调味要注意操作顺序。一般提倡后放盐，分次放，特别是质地较老而富含蛋白质的原料，如老母鸡、鸭、牛肉、豆类等，若先放盐，则使这

些原料表面蛋白质变性凝固，内部肌肉不易煮烂，将影响人体的消化吸收。调制肉末、肉馅时，先放适量的盐可使肉馅黏度增大，馅料成团不散，成菜后肴馔质地松软鲜嫩。制作发酵面团加入适量食盐，既可延长存放时间，又可帮助发酵，使加工成熟的面制品韧性好，易消化。食盐不可热油爆炒，否则会使食盐中碘损失，使食盐变焦产生有害物质，影响人体健康。

（2）食盐在人体中的作用

食盐在每日新陈代谢中起着重要作用，摄入量既不能过多也不能过少。一般正常人每日需要食盐 6 ～ 10 g。当人出汗过多或腹泻、呕吐后，体内钠和氯损失过多，可适当增加食盐的供给量。高血压、心脏病、肾脏病及肝病患者，应限制食盐的摄入。研究表明，食盐摄入过多是高血压发病率高的一个重要原因，但也不能对所有的人都无区别地提倡低盐饮食。

2）食醋

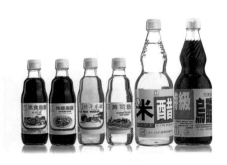

各种食醋

食醋的主要成分是醋酸（3% ～ 5%），此外，还含有少量乳酸、苹果酸、柠檬酸、琥珀酸等有机酸。在发酵过程中，少量酒精与有机酸结合成芳香酯类，故醋有一定香味。食醋在发酵过程中还产生少量糖，故醋还含有淡甜味。原料中的蛋白质在发酵过程中分解成氨基酸，又使醋具有鲜味。因此，醋除具有酸味外，还具甜味、鲜香味，是烹调加工过程中广为运用的调味品，在烹调加工中可以去腥解腻，提味爽口，能与其他调味品调和出各种复合味型，如鱼香味、糖醋味等，起到刺激人们食欲的作用。

在烹调植物性食物尤其是绿叶蔬菜时，适当加醋，可保护原料的维生素（特别是维生素C）和软化维生素的作用，使菜肴脆嫩不蔫。在加工烹调动物性食物时适量加醋，可以软化肌肉纤维，促进蛋白质变性，以利于消化吸收。例如，在炖排骨、炖牛羊肉时，加适量的醋，可以缩短成菜时间，使原料易煮烂，易软化骨组织，以利于矿物质的吸收和利用。在烹制鱼类、羊肉等腥膻味较浓重的食物时，适当加醋和料酒，可达到去除腥膻味、增香的效果。食醋还具有抑菌、杀菌、解腻及醒酒等作用，在制作凉菜时，适当加醋，有增进食欲和杀菌消毒的双重功效。醋具有降压、健胃、解毒之功效，常食对人体有益。同时，醋还有散淤血、消肿毒的作用，可用来治疗胸腹疼痛和淤血积块。又因其有杀菌和抑制病毒的作用，所以民间用醋来治疗腮腺炎、体癣、肠道蛔虫、蚊虫叮咬等。

3）酱油

酱油系以豆饼、麸皮、黄豆等为原料，加入人工培养的曲种，加温发酵酿造而成，含食盐一般为 18% ～ 20%，以抑制微生物的繁殖，酱油具有提味调色的作用，可以解除原料的异味，增加原料香味，使原料上色，变得红润美观。酱油含有对人体有益的蛋白质、脂肪、糖类、矿物质（如钙、磷、铁及部分维生素）。中医认为，酱油性寒，可祛热、除烦、解毒，若遇蚊虫叮咬、烫伤、火伤用酱油涂擦，可以止疼，手指肿痛，可将酱油与蜂蜜混合后加温浸泡，能消炎止疼。生酱油含有一定量的细菌，须经低温长时

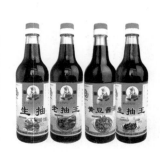

各种酱油

间的巴氏消毒（60 ~ 70 ℃，持续 30 min）后方可上市出售。

氨基酸态氮的高低代表着酱油的鲜味程度，其作为酱油等级衡量的标准具有很大的意义。所以，大多数企业都在不断地提升公司的配制技术和研发技术，以达到高氨基酸态氮的高标准，从而实现更高的商业价值。

酱油虽然是调味品，但有些人是不可多吃的。如：

① 高血压、冠心病、糖尿病患者应像控盐一样控制酱油。因为酱油既含有氯化钠，又含有谷氨酸钠，还有苯甲酸钠，是钠的密集来源。

② 痛风病人应当注意，酱油中含有来自大豆的嘌呤，而且很多产品为增鲜还特意加了核苷酸，所以一定不能多用。

③ 酱油中含有鲜味物质，因此，用了酱油后就应当少放或不放味精、鸡精。特别是增鲜酱油，更可替代所有鲜味调料。和盐一样，在炒菜时酱油要后放、少放。

🍳 学生活动

酱油按照国际分类可以分为酿造酱油和配制酱油。请你填写下表，明确酿造酱油与配制酱油的区别。

名　称	加工方法	营养特点	烹饪应用
酿造酱油			
配制酱油			

2.7.2　了解味精、食糖的营养特点

1）味精

味精又称味粉、味素，是用小麦的面筋蛋白质或淀粉，经过水解法或发酵法而制成的粉状或结晶状的调味品。市售味精中以粮食为原料的质量好、营养价值高。味精吸湿性强，易溶于水，在储存保管中应置于干燥通风处，防止潮解、结块。

味精的主要成分是谷氨酸钠，味精中还含有食盐、水分、脂肪、糖类、钙、磷等营养素。其鲜味溶于 3 000 倍的水中，仍能辨出。味精的主要成分谷氨酸钠，可直接被人体吸收，在人体内合成其他氨基酸，具有维持人体正常生理机能，调节

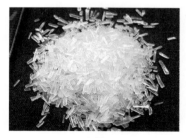

味精

血液渗透压，溶解纤维素、钙，治疗神经衰弱，增长智力，促进发育等作用。据有关资料报道，味精还可以治疗因血氨增高而引起的肝性昏迷。

味精最适宜溶解的温度为 70 ~ 90 ℃，此时鲜度最佳。若长时间在温度过高的条件下，味精可变成焦谷氨酸钠，不仅无鲜味而且有毒性。故一般提倡在菜肴成熟时、出锅前加入味精，以便突出鲜味。值得注意的是，味精不宜在油锅中煎炸。当烹饪原料偏酸性或偏碱性时，不宜使用味精，应用高浓度的鲜汤替代提鲜。至于味精用量，一定要恰当，不能压抑菜肴的主味，而且味浓厚或本味鲜的菜肴应少用或不用味精。

2）食糖

食糖有绵白糖、红糖、砂糖、冰糖等，是由甜菜或甘蔗的糖汁制成的，其主要成分是蔗糖。烹调中常常使用的是白糖或冰糖，红糖的营养成分较白糖全面，最适宜产妇食用。

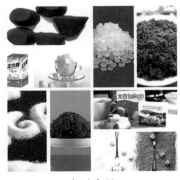
各种食糖

食糖是主要甜味调料之一，可使菜肴增香、变甜，有提鲜、去腥、解腻的作用。食糖还可减弱原料原有的苦涩味，改变菜肴的色泽，使之油亮光润。

自古以来，我国就把食糖作为儿童、老弱病残的滋补营养食品，也是高温、高空、井下作业的保健食品，它对消除人体疲劳有显著功效。冰糖、红糖也被视为重要的滋补食品。中医认为，红糖味甘性温，可益气养血、缓中化食、祛风散寒、活血化瘀，对产妇很适用。血糖浓度降低的时候，少量吃糖可以紧急补充。低血糖患者饥饿时会感到眼前发黑，四肢发软，最好的办法就是马上喝一杯糖水。不好好吃早饭的人，临近中午时常会感到昏昏沉沉，注意力不能集中，思维能力下降，这时如果吃点甜食，就能快速恢复大脑功能。运动医学研究证实，运动员在剧烈运动前如果补充少量含糖饮料，可以帮助他们提高运动成绩；运动之后及时补糖，可以消除疲劳。普通人在洗澡前、饥饿时、需要提高注意力时少量吃糖也有好处。

🧁 调查研究

1. 请你调查周围人们使用味精的情况，你能为他们提出哪些合理化建议？
2. 味精与鸡精有哪些区别？

🧁 知识拓展

调味料什么时候放才最营养？

做菜时放什么调料最有营养？其实这是一个很有技巧的事情，什么时候放调料好？如何既保持菜中营养素最大限度地不被破坏，又保持烹调后菜的色香味，这的确是一大学问，那就听听营养大师的介绍吧。

1. 盐：先后有讲究

用豆油、菜籽油做菜，为减少蔬菜中维生素的损失，一般应炒过菜后再放盐。用花生油做菜，由于花生油很容易被黄曲霉菌污染，因此应先放盐炸锅，这样可以大大减少黄曲霉菌毒素。用荤油做菜，可先放一半盐，以去除荤油中有机氯农药的残留量，然后加入另一半盐。在做肉类菜肴时，为使肉类炒得嫩，在炒至八成熟时放盐最好。

2. 醋：早加为好

烧菜时在蔬菜下锅后就加一点醋，能减少蔬菜中维 C 的损失，增进钙、铁、磷等矿物质成分的溶解，提高菜肴营养价值和人体的吸收利用率。

3. 酱油：出锅之前

酱油在锅里高温久煮会破坏营养成分并失去鲜味，因此应在即将出锅之前才放酱油。

4. 糖：先放糖再放盐

在制作糖醋鲤鱼等菜肴时，应先放糖后加盐，否则食盐的"脱水"作用会增进蛋白质凝故而难以将糖味吃透，从而造成外甜里淡，影响其味美。

5. 酒：锅内温度最高时

烧制鱼、羊等荤菜时，放一些料酒可以借料酒的蒸发除去腥气，因此加料酒的最佳时间应当是烹调过程中锅内温度最高的时候。另外，炒肉丝要在肉丝煸炒后加酒，烧鱼应在煎好后加酒，炒虾仁最好在炒熟后加酒，汤类一般在开锅后改用小火炖、煨时放酒。

6. 味精：起锅前加

当受热到 120 ℃以上时，味精会变为焦化谷氨酸钠，不仅没有鲜味，还有毒性。因此，味精最好在炒好起锅前加入。

知识反馈

一、选择题

1. 海产鱼的鱼肝油中的（ ）含量极为丰富，在防治佝偻病方面具有重要意义。

　　A. 维生素 A　　　B. 维生素 D　　　C. 维生素 C　　　D. 维生素 E

2. 胡萝卜素与蔬菜中的其他色素共存，凡绿色、红色、橙色和紫色蔬菜中都含有胡萝卜素，其中（ ）中的胡萝卜素含量尤为丰富。

　　A. 深色的叶类蔬菜　　　　　　　B. 浅色的茎类蔬菜

　　C. 深色的茎类蔬菜　　　　　　　D. 浅色的叶类蔬菜

3. 以下哪种食物是钙的最好来源？（ ）

　　A. 大白菜　　　B. 谷类　　　C. 牛奶　　　D. 水果

4. 海产品是哪种矿物质的主要食物来源？（ ）

　　A. 铁　　　B. 氟　　　C. 镁　　　D. 碘

5. 下列食物中富含膳食纤维的是（ ）。

　　A. 牛奶　　　B. 豆腐　　　C. 精白米　　　D. 燕麦

6. 以下食物中油脂含量最高的是（ ）。

　　A. 山核桃　　　B. 绿豆　　　C. 栗子　　　D. 银杏

7. 为提高钙和铁的吸收，空心菜最好在沸水中焯 1 min 以去除（ ）。

　　A. 叶酸　　　B. 草酸　　　C. 维生素　　　D. 脂肪酸

8. 以下食物中氨基酸组成最优的是（ ）。

　　A. 鱼肉　　　B. 牛肉　　　C. 大豆　　　D. 奶酪

9. 从营养学角度来看，豆芽的显著特点就是在豆类发芽的过程中产生了（ ）。

　　A. 维生素 C　　　B. 维生素 B_1　　　C. 维生素 B_2　　　D. 维生素 D

10. 在下列食品中蛋白质消化率最高的是（ ）。

　　A. 整粒大豆　　　B. 豆腐　　　C. 豆芽　　　D. 豆浆

11. （ ）是谷粒的主要组成成分。

　　A. 谷皮　　　B. 糊粉层　　　C. 胚芽　　　D. 胚乳

12. 虽然鱼翅的蛋白质含量高，但生物价不高，它的氨基酸组成中缺少（ ）。

　　A. 色氨酸　　　B. 赖氨酸　　　C. 胱氨酸　　　D. 亮氨酸

二、问答题

1. 谷类种子结构分为哪些部分？
2. 谷类蛋白质分为哪几种？
3. 提高谷类蛋白质的营养价值有哪些方法？
4. 谷类的营养特点有哪些？
5. 谷类为我国人民提供哪些营养物质？
6. 大豆类的营养特点有哪些？
7. 蔬菜、水果对人有哪些重要性？
8. 试述畜禽肉类的营养价值及营养学特点。
9. 试述鱼类的营养价值及营养学特点。
10. 试述奶及奶制品的营养价值及营养学特点。
11. 试述蛋类及其制品的营养价值及营养学特点。
12. 蛋类的营养价值有哪些？
13. 动物性水产品的营养价值有哪些？
14. 蔬菜水果的营养价值有哪些？

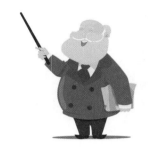

模块 3

保护营养

模块导读

✧ 妈妈买回小油菜后在家烹调该菜的情景：

妈妈将菜切得很细，然后将菜泡到一盆水中。半小时过后，妈妈将锅烧得冒烟，倒进两大勺油。妈妈认为火旺油大，菜才好吃，并且多吃植物油也没关系。为了使菜肴颜色显得碧绿，妈妈加入了食用碱。最后，她觉得吃盐不健康，只需加点酱油，再多加味精调味即可。你认为妈妈烹调此菜的方法正确吗？

学习内容

✧ 项目 1 储藏过程中营养素的变化与保护
✧ 项目 2 加工过程中营养素的变化与保护
✧ 项目 3 发酵过程中营养素的变化与保护
✧ 项目 4 焯水过程中营养素的变化与保护
✧ 项目 5 "穿衣"过程中营养素的变化与保护
✧ 项目 6 正式烹调过程中营养素的变化与保护
✧ 项目 7 荤素同烹、现吃现烹过程中营养素的变化与保护

营养素的变化与保护 ┤

烹调前 ┤
- 储藏过程中
- 初加工过程中
- 切配过程中
- 酵母发酵过程

烹调中 ┤
- 焯水过程中
- "穿衣"过程中
- 旺火急炒过程中
- 正式烹调中
- 加醋忌碱，适时加盐
- 荤素同烹，现吃现烹

项目 1 储藏过程中营养素的变化与保护

[学习导读]

随着生活节奏的加快，很多家庭往往会一次性采购数天的原料，从家庭储藏条件的角度分析：一次性大量采购在储藏中会带来营养素的损失吗？

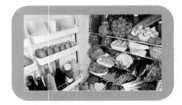

食物的储藏

[项目要求]

1. 掌握常用的储藏方法。
2. 掌握常用储藏方法对原料营养素的影响。
3. 在实际生活中能选用正确的储藏方法储藏不同原料。

知识介绍

烹饪原料的储藏一般分为常温、冷藏、冷冻、罐装储藏等方法。

3.1.1 常温储藏对营养素的影响

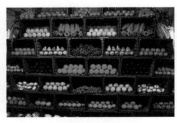

常温储藏

新鲜食物在储藏期间，营养素很容易发生变化，如植物性原料的呼吸作用会导致碳水化合物的损失，增加粗纤维含量。储存方式不当还会造成营养素的蒸发流失。有些营养素特别是维生素 C，遇到空气容易被氧化而损失。

谷物储藏温度应在 15 ℃以下，如果高于 20 ℃，呼吸热会使谷物温度升高，导致霉变、腐败。鲜牛奶在室内光线条件下，保存 1 天，维生素 B_2 将损失 30%，维生素 B_6 将损失

20%。菠菜在20℃室温条件下存放4天后，叶酸的水平可下降50%。蛋在长期储藏中苏氨酸和维生素A损失较多。还有一部分营养素对氧敏感，在储藏、运输过程中容易损失。

许多营养素对光敏感，受日光直接照射时会被破坏，在室内光线条件下也会慢慢地受到破坏，其破坏的程度取决于光波的种类和照射的时间与面积。如脂肪在日光照射下会加速其酸败，自动氧化主要发生在油脂的储藏中。有些原料会褪色或变色，造成营养素受损或滋味受到影响。所以，烹饪原料应避光储藏于低温或阴凉处。

3.1.2　冷藏储藏对营养素的影响

嗜低温细菌可以在0～5℃甚至更低的温度环境下存活，冷藏只能抑制细菌的繁殖速度，不能起到"灭菌"的作用，冷藏时间过长也会导致原料的霉变、腐败，从而降低原料的营养价值。随着冷藏时间的增加，新鲜水果损失的维生素C就越多。如桃子在7.7℃中存放1天，维生素C含量存留90%，存放5天维生素C含量下降为70%，存放7天后维生素C损失近50%。如放置在2～5℃时，所含维生素C的保存明显比7.7℃时高。但是，如果冷藏温度低于0℃，将使水果冷冻形成冰晶，冰晶解冻时产生水分丢失，从而对维生素和矿物质产生影响。将菠菜放入4℃左右的冰箱内，8天后叶酸会下降50%。

3.1.3　冷冻储藏对营养素的影响

冷冻过程包括预冷处理、冷冻、冷冻储藏和解冻。从感官性能和营养素的保存率来看，这种长期保存食品的方法一般被认为优于罐藏和干制。

1）预冷处理对营养素的影响

在冷冻之前，大多数蔬菜需要热烫以钝化酶类，否则在冻结储藏的过程中，感官特性和营养成分将发生很大变化，但热烫时水溶性维生素会有很大损失。

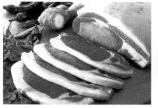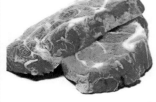

冷冻食物

2）冷冻对营养素的影响

除了猪肉和孢子甘蓝以外，冷冻对蔬菜、水果和动物组织中的维生素含量一般没有明显的影响。

3）冷冻储藏对营养素的影响

食品在冷冻储藏过程中维生素会大量损失，损失的多少取决于产品种类、预冷处理（尤其是热烫）、包装材料、包装方法（如是否加糖）以及储藏的条件等。

4）解冻过程对营养素的影响

原料解冻的渗出液中含有水溶性维生素和矿物质，这类营养素的损失将与解冻渗出液的量成正比。由于在解冻过程中，有人喜欢用热水加快解冻速度，且大块肉解冻之后，仍放回冰箱冷冻，这样做会加大肉中的营养物质损失且造成卫生问题，因此肉类解冻时应坚持低温缓慢化冻（4℃左右）的原则。

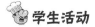

查一查：冷冻储藏不当造成的营养素损失和冷冻储藏的注意事项。

3.1.4 罐装储藏对营养素的影响

罐装储藏能够有效地保存大部分营养素，如蛋白质、碳水化合物、脂肪及部分维生素，如维生素 B_1 和维生素 C，矿物质一般不受罐装储藏的影响。

由于胡萝卜素、番茄红素、钙会增加，胡萝卜素和番茄红素都对热非常稳定，因此不会损失。而且加热煮熟后，它们的吸收率会大大增加。制作罐头的过程还会起到"浓缩"的作用，所以，胡萝卜素、番茄红素等不仅不会损失，反而还会增加。研究表明，胡萝卜罐头中的胡萝卜素含量比鲜胡萝卜高 50%，番茄罐头中的番茄红素含量比新鲜番茄高 1 倍。除了铁以外，矿物质也不会受到影响，有时还会增加。如鱼罐头在制作过程中，鱼骨变酥变软后会溶出部分钙，所以鱼罐头中的钙含量是鲜鱼的 2 倍。蛋白质和膳食纤维等不会损失。罐头的加热温度一般不超过 120 ℃，所以蛋白质、矿物质、膳食纤维等营养都能完好保留。

罐装食品会导致一些维生素受到损失，特别是维生素 C 和叶酸。不过，不同罐头食品的营养损失是不一样的，如番茄损失比较小，豌豆和菠菜损失较大，肉类则主要损失硫胺素。

讨论探究

不同种类的原料，需要采用不同的储藏方法，而不同的储藏方法对营养产生的影响也不同，请同学们谈谈各自家庭储藏原料的方法，并讨论其优缺点。

调查分析

家庭原料储藏的方法及其对营养素的影响。

知识拓展

冰箱不是保险箱

1. 冷藏就能"灭菌"？

未经加工的新鲜原料，尤其是肉类、家禽、鸡蛋和海鲜等均带有细菌，即使加工好的食物，如酱卤类、凉拌菜、糕点类、鱼生类等也带有细菌。嗜低温细菌可以在 0 ~ 5 ℃甚至更低的温度环境下存活，冷藏只能使细菌繁殖速度放慢，不能起到"灭菌"的作用。

2. 冰箱保存食物温度越低越好吗？

不同食物有各自储存的适宜温度：如果要长时间保存肉类（猪肉、牛肉等），可放在 –18 ℃的急冻层，若只存放 2 ~ 3 天，则可以放在 –2 ~ 5 ℃的保鲜层。并非所有食物储存都是温度越

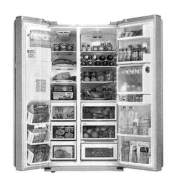

冰箱

低越好，这是个误区，特别是蔬果类，低温会破坏其营养结构。果瓜类，如马铃薯，存放的最佳温度应为 2 ~ 4 ℃，黄瓜、茄子、西红柿等的适宜存放温度为 7 ~ 10 ℃。香蕉、杧果、荔枝、番茄、青瓜、面包等不宜放入冰箱保存。

项目 2　加工过程中营养素的变化与保护

[学习导读]

烹饪实训课正在进行"鱼香肉丝"的学习，单小亮同学负责原料的初加工。他认为青笋叶没有营养，于是将青笋叶弃而不用。墩子组将肉丝加工完毕后，单小亮认为肉丝不干净，于是将肉丝放入水中漂洗。请对单小亮的做法进行评价。

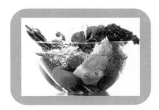

蔬菜

[项目要求]

1. 理解初加工对营养素的影响。
2. 在实际生活中，能合理选择初加工方法，避免对营养素造成不良影响。
3. 掌握营养素在刀工处理时易引起的变化。
4. 理解不同营养素的互补与抗拮作用。
5. 会正确进行刀工处理，会合理搭配原料。

知识介绍

烹饪原料在加工前，通常需要进行修整、择剔、清洗等处理，以去除不能食用的部分、寄生虫卵、微生物和泥沙等。如果加工方式不当，会造成原料营养素流失，流失是指在某些物理因素作用下，营养素通过蒸发、渗出或溶解而丢失。

3.2.1　原料整理过程中营养素的变化与保护

植物性原料在修整、择剔时容易造成浪费，同时导致一些较重要的营养素丢失。如择菜时丢弃菜叶（如葱叶、青笋叶、芹菜叶、香菜叶等）会造成营养素的浪费，因为蔬菜叶所含的营养素往往高于菜心，如青笋叶中的维生素 C 含量比青笋本身高 3 ~ 4 倍，除老黄的叶子不能食用外，其余叶子可以炒、拌、涮等。在加工藕时，将藕节丢弃也是一种比较浪费的做法，藕节经过刮洗后同样可以入菜。虽然藕节和藕在性味、功用上大致相似，但藕节更侧重止血功效，如流鼻血者可滴入藕节汁以止血。这就要求我们最大限度地利用、保护原料，做到物尽其用。

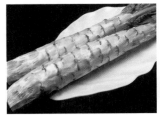

青笋

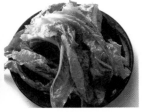

青笋叶

植物性原料

3.2.2 原料清洗过程中营养素的变化与保护

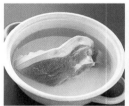

清洗烹饪原料时，要做到"洁养兼顾"，过度追求清洁卫生，容易造成营养素的流失，如水溶性维生素（维生素 B_1、维生素 B_2、烟酸等）和矿物质（钠、钾、铁、磷、氯等），经过渗透和扩散作用从原料中析出而转移到水中。经淘洗后的大米，维生素可损失 30% ～ 60%，矿物质损失约 25%，蛋白质损失约 10%，碳水化合物损失 2%。而且米加工越精，淘米次数越多，浸泡时间越长，水温越高，营养素的损失越大。应尽量减少淘洗次数，一般为 2 ～ 3 次，不要用流水冲洗或用热水淘洗

淘米

淘洗，不宜用力搓洗。

各种原料应坚持先清洗后切配的原则，做到洗切有序。刀工成形以后的原料尤其是水果蔬菜类，部分矿物质和维生素会从刀口渗出，水果蔬菜类原料应在改刀前清洗，不要在水中长时间浸泡，洗的次数不宜过多，洗净泥沙即可，以防止营养素流失。以新鲜绿叶蔬菜为例，先洗后切其维生素 C 仅损失 1%，而切后浸泡 10 min，维生素 C 损失达 16% ～ 18.5%，且浸泡时间越长，维生素损失越多。对氧和光敏感的维生素在初加工过程中也容易损失。

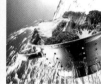

动物性原料在加工过程中应避免长时间浸泡在水中，以防止营养素分散于水中。动物性原料加工成片、丁、丝、条、块等形状后不要再用水冲洗或在水中浸泡，以避免营养素随水流失。尤其要指出的是，在"滑炒肉丝"类菜肴的制作过程中，为了追求成品菜肴色泽洁白，通常采用先切后漂洗的方法，这种方法极易造成营养素的流失。

动物性原料　　　植物性原料

另外，涨发干货原料或漂洗原料也存在浸泡时间越长，用水量越大，水溶性营养素流失越多的情况。

3.2.3 原料切制过程中营养素的变化与保护

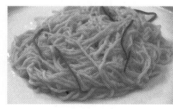

面

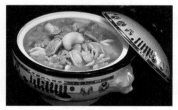

汤

切制过程中，会造成原料细胞破裂，导致部分汁水渗出，同时原料表面积增大，增大了与水、空气的接触面，从而引起维生素与矿物质的损失。原料的切制不宜过小、过碎，应做到粗细相应。在不影响成菜质量的情况下，切制后原料体积应稍大。若切得过小、过碎，一方面容易造成原料营养素的流失；另一方面，营养素通过刀口与空气中的氧接触的机会增多，造成营养素被氧化破坏。蔬菜中所含维生素 C 是最容易受损失的，其损失程度与蔬菜切制后的形状大小有直接关系，切制过碎会加速营养素的氧化破坏。如小白菜，切段炒后维生素 C 的损失率为 31%，而切丝炒后损失率为 51%。尤其是含维生素 C、维生素 A、维生素 E、维生素 K、维生素 B_1 等对氧敏感较多的原料不宜切制过小过碎。

3.2.4　原料搭配过程中营养素的变化与保护

搭配不合理容易造成营养素的损失或影响人体对营养素的消化吸收。有些原料中含有的一些抗营养因子，若配菜不当，会造成营养的损失，影响人体对营养素的吸收。如将含鞣酸、草酸、植酸多的原料与含蛋白质、钙类高的原料一起烹制或同食，则可形成鞣酸蛋白、草酸钙、植酸钙等不能被人体吸收的物质，从而降低了食物的营养价值。如菠菜豆腐、葱拌豆腐等，菠菜等原料中所含草酸容易和豆腐中的钙结合形成草酸钙，从而影响人体对钙的吸收。

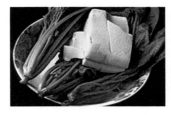

菠菜和豆腐

另外，某些金属离子可加速维生素的破坏，如铜离子、铁离子可加速维生素 C 的破坏。一般来讲，烹饪用具以选用铁制或不锈钢锅为好。存放未加添加剂的菜、肉、鸡、鱼等原料，以玻璃容器或瓷器为好。

食物中铁的有效性也容易在加工中下降。一方面，食品中的亚铁通过空气中的氧气被氧化为高铁；另一方面，可溶性的铁转化为植酸铁和草酸铁，导致吸收利用率下降。

🧁讨论探究

1. 加工方法多种多样，不同的加工方法对营养产生的影响也不同，请同学们结合所学知识谈谈行业上原料加工的常用方法，试分析其优缺点。

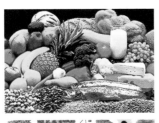

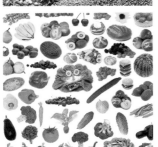

水果和蔬菜

2. 酒店在储藏与初加工原料时存在哪些不当方法，对营养素造成哪些不良影响，根据调查提出自己的改进意见。

3. 食物搭配禁忌。

猪肉菱角同食会肚疼，鸡肉芹菜相忌伤元气。
兔肉芹菜同食伤头发，鹅肉鸡蛋同桌损脾胃。
狗肉如遇绿豆会伤身，黄鳝皮蛋不可同道行。
鲤鱼甘草加之将有害，蟹与柿子结伴会中毒。
洋葱蜂蜜相遇伤眼睛，萝卜木耳成双生皮炎。
豆腐蜂蜜相拌耳失聪，菠菜豆腐色美实不宜。
黄瓜进食之后忌花生，萝卜水果不利甲状腺。
胡萝卜白萝卜相互冲，番茄黄瓜不能一起食。
甲鱼黄鳝与蟹孕妇忌，鸡蛋再吃消炎片相冲。
柿子红薯搭配结石生，豆浆营养不宜冲鸡蛋。
香蕉芋艿入胃酸胀痛，马铃薯香蕉面部起斑。

🧁知识拓展

蔬菜的清洗方法

1. 冷水清洗

蔬菜上的泥土杂物一般用清洁的冷水都能洗净，并能保持蔬菜的新鲜整洁。清洗时，根据原料污秽的程度，采用直接清洗、先浸后洗、边冲边洗等方法，直到洗净为止。

2. 温水清洗

如在天气寒冷时，蔬菜上的泥污和杂物用冷水不易除净，最好用温水清洗，但水不可过热，以避免绿色蔬菜受到影响。

3. 盐水清洗

盐水洗涤有杀菌消毒的作用，如放在2%～3%的食盐溶液中浸洗，可更有效地去除虫卵等。

4. 碱水清洗

温水或冷水中加些食用碱或小苏打，不仅能洗净蔬菜，而且还能洗掉蔬菜上的残留农药，但在这个过程中要注意营养素的保护。

 # 项目3　发酵过程中营养素的变化与保护

[学习导读]

面点课上，两位同学就发面与死面的营养价值起了争执，甲认为都是面团，所以营养一样；乙认为面团经发酵后，营养素会增加，更有利于消化吸收。你同意谁的观点？说说你的理由。

[项目要求]

1. 了解适合酵母发酵的原料种类。
2. 掌握酵母发酵的种类。
3. 掌握酵母发酵过程中营养素的变化。

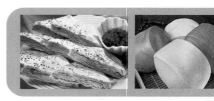

发酵类食物

知识介绍

发酵类食物是人类巧妙地运用有益微生物加工制造的一类食品，经过发酵使原料中原有的营养成分发生改变并产生独特的风味。简单来说，加入的微生物就像一台小加工机，对原料的每个细胞进行处理，增加营养物质，去除无益物质，改变原料味道和质地。

3.3.1　主食发酵过程中营养素的变化与保护

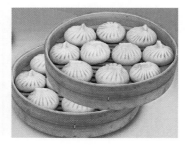

包子

主食制作宜酵母发酵，因为粮谷类经发酵后更有利于消化吸收。在面团中添加发酵膨松原料，经过反应，形成具有海绵状空洞结构的面团，成品具有膨松柔软的特点。根据所使用的膨松剂，主要分为生物膨松面团和化学膨松面团两大类。在面团中引进酵母，使之发酵膨松的面团，又叫发酵面团。面团的发酵有老酵母发酵与鲜酵母发酵两种方法。在酵母的发酵过程中，淀粉在淀粉酶的作用下水解成麦芽糖。酵母本身可以分泌麦芽糖酶和蔗糖酶，将麦芽糖和蔗糖水解成单糖。老酵母发酵

 78　烹饪营养与配餐

方法是中国传统的发酵方法，即将含有酵母的面团引入大块面团中，引发成大块发酵面团的方法。其中有一过程为加碱中和，碱与面团中杂菌产生的酸类结合，生成乳酸和碳酸，再分解为二氧化碳和水，既去除了酸味，又辅助发酵，使面团松发，而鲜酵母发酵则无须加碱。

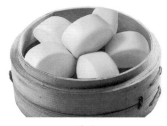

馒头

化学膨松面团是将化学膨松剂引入面团，加热分解产生气体，形成多孔性状的面团。膨松剂品种较多，主要有小苏打、发酵粉以及盐、碱、矾的结合剂等。这些化学膨松剂受热分解，可产生大量二氧化碳气体，使成品内部结构形成均匀致密的多孔性，从而达到疏松的目的。

尽量使用优质鲜酵母发酵面团，微生物发酵面团使酵母菌大量繁殖，从而增加 B 族维生素的含量。同时，面团发酵过程中产生的乳酸、碳酸、醋酸，可以破坏面粉中植酸，使之分解，防止植酸与钙、铁、锌等矿物质反应生成不溶于水的植酸盐，从而更有利于人体对无机盐的吸收，也就是发酵面团比水调面团更易消化吸收的道理。制作发酵面团时，淀粉水解成葡萄糖和麦芽糖后，酵母才能发酵，而直链淀粉不易被水解，所以糯米等含直链淀粉较多的原料不宜用于制作发酵制品。总体来说，发酵面团更有利于人体的消化、吸收，但在发酵过程中，加碱过多会破坏面团中的大量维生素。

粮谷类原料除制作主食外，也可通过发酵制作甜面酱及米醋等调料，它们当中富含苏氨酸等成分，可以在一定程度上防止记忆力减退。另外，醋的主要成分是多种氨基酸及矿物质，它们有降低血压、血糖及胆固醇的效果。

3.3.2 副食发酵过程中营养素的变化与保护

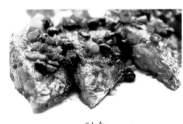

副食

不只是主食宜发酵，豆、肉、奶等原料也可进行发酵，肉和奶等动物性食品，在发酵过程中可将原有的蛋白质进行分解，易于消化吸取。微生物还能合成一些 B 族维生素，尤其是维生素 B_{12}，动物和植物自身无法有效合成，利用微生物发酵生产是一种比较好的途径。在发酵过程中，微生物保存了原来食品中的一些活性成分，如多糖、膳食纤维、生物类黄酮等对机体有益的物质，还能分解某些对人体不利的因子，如豆类中的低聚糖、胀气因子等。微生物新陈代谢时产生的不少代谢产物，多数有调剂机体生物功能的作用，能抑制体内有害物的产生。豆类发酵制品包括豆瓣酱、酱油、豆豉、腐乳等。发酵的大豆含有丰富的抗血栓成分，它可以有效地溶解血液中的血栓等物，起到防范动脉硬化、降低血压之功效。豆类发酵之后，能参与维生素 K 的合成，这样可以使骨骼结实，防止骨质疏松症的发生。酸奶酪含有乳酸菌等成分，能抑制肠道腐败菌的生长。酸奶还含有可抑制体内合成胆固醇还原酶的活性物质，能刺激机体免疫系统，调动机体的积极因素，有效地防范癌症。所以，经常饮用酸奶，可以增加营养，防治动脉硬化、冠心病及癌症，降低胆固醇。运用乳酸菌发酵的食品，可调整肠道内菌群的平衡，增加肠蠕动，使大便维持通畅，防止大肠癌，防止动脉发生硬化等的发生。发酵食品脂肪一般含量较低，再加上发酵过程中要消耗碳水化合物，所以也是减肥人士的首选健康食品。

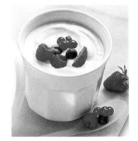

酸奶

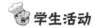 学生活动

查一查：适合发酵的原料有哪些？

讨论探究

1. 腐乳与鲜豆腐的营养对比。
2. 发面与死面的营养区别？

知识拓展

小谈豆豉

豆豉是以大豆或黑豆为主要原料，利用毛酶、曲酶或细菌蛋白酶的作用分解蛋白质，通过发酵而成。现代药理学研究证实，豆豉有溶解血栓、预防动脉粥样硬化、降低血压的作用。这对有心脑血管病风险的中老年人来说，无疑是最受欢迎的功能。豆豉还富含大豆异黄酮。由于在大豆中，异黄酮是以糖苷型的形式存在，经过了发酵处理，便会转化为游离型大豆异黄酮，因此，发酵后的豆类不仅比黄豆的游离氨基酸、B 族维生素含量明显增加，而且抗氧化活性也大大增强，对于美容有一定效果。因为大豆异黄酮可以阻断和抑制癌细胞，所以对乳腺癌、结肠癌、胃癌、卵巢癌、肺癌、皮肤癌及白血病等均有一定疗效。

项目 4 焯水过程中营养素的变化与保护

[学习导读]

烹饪文化是构成具有独特魅力中国传统文化的重要组成部分，据不完全统计，中国人在中国本土以外开的餐馆达到 38 万家，中国菜被誉为"天下不散的筵席"。中国人喜欢吃熟菜，而西方人喜欢生吃蔬菜，如果从营养学的角度来看，怎样吃更科学？

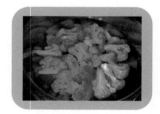

焯水的菜

[项目要求]

1. 了解焯水的方法。
2. 理解焯水过程中营养素的变化。
3. 在实际生活中，能选择合理的焯水方法。

知识介绍

为了除去烹饪原料的异味，缩短烹调时间，减少农药和虫卵的污染，去除蔬菜中的草酸和亚硝酸盐，增加食物的色、香、味、形或调整各种原料的烹调成熟时间，许多原料要焯水

处理后再进行正式烹调。

3.4.1 沸水锅焯水过程中营养素的变化与保护

沸水锅焯水，其特点是火大水沸、加热时间短、原料入锅后短时间出锅，这种方法不仅能防止原料颜色的改变，同时可以减少营养素的损失。如蔬菜中含有部分氧化酶容易使维生素 C 氧化破坏，而酶一般在 60 ~ 80 ℃时活性较强，温度达到 90 ℃以上则酶活性减弱或失活，从而可以避免被氧化破坏。蔬菜经沸水烫后，也能除去较多的草酸（如菠菜、苦瓜、茭白及野生蔬菜等），而有利于钙、铁和其他无机盐在人体内的吸收。不太新鲜的蔬菜，通过焯水

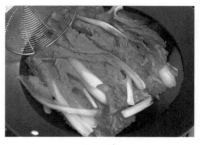
小白菜

还可以去掉部分亚硝酸盐，减少消化道癌症的发病率。通常叶菜类蔬菜容易存在农药残留问题，通过焯水可去除部分农药残留，如小白菜、鸡毛菜等。还有一些蔬菜（如木薯、芸豆、新鲜黄花菜等）因含有天然有毒成分，通过焯水可破坏其有毒成分。部分蔬菜可通过沸水锅焯水后凉拌食用，起到软化组织和杀菌消毒的作用。

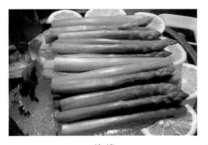
芦笋

但对氧敏感的维生素（如维生素 A、维生素 C 和叶酸等），在有氧加热时损失较大，在敞开锅中加热损失更大，这就需要严格控制加热时间。新鲜绿叶蔬菜和茄果类蔬菜含大量水分，加热可以使蔬菜细胞组织破裂，水分流出或蒸发，导致矿物质和维生素损失。

焯水时在锅内加入 1% 的食盐，可减慢蔬菜内可溶性营养成分扩散到水中的速度，但过多加入食盐会改变原料渗透压，加速原料水分的渗出，导致蔬菜体积缩小，质地软塌。因为焯水后的蔬菜温度比较高，出锅后与氧气接触容易产生热氧作用，使营养素受到破坏，所以焯水后的蔬菜应及时冷却降温，常用的方法是用多量冷水或冷风进行散热降温。冷水降温时，由于蔬菜置于水中，容易使可溶性营养成分流失于水中，冷风降温则不会对维生素和矿物质产生大的影响。焯水后的原料，尽量不要挤去汁水，否则会使大量水溶性营养素和矿物质随水流失，如沸水锅焯水后的白菜挤去汁水，水溶性维生素损失率达 77%。

在焯水的过程中，加碱可以使蔬菜达到色泽碧绿的目的，但加碱对原料营养素会造成一定的损失。

3.4.2 冷水锅焯水过程中营养素的变化与保护

冷水锅焯水，原料冷水下锅，可以起到去除血污及异味的作用，但因加热时间较长，会加剧维生素 C、维生素 B_2、钾、镁等营养素的损失。如鱼、禽、畜类原料在焯水时会导致蛋白质、脂肪等溶于水中。从蛋白质角度来看，这种损失并不大，因为在加热过程中，肉类表面的蛋白质会很快变性凝固，从而阻止了自身和其他营养素的流失。如果焯水后的肉类用于焖、炖或者煲汤，焯水更有利于减少肉中蛋白质的溶出，同时改善汤的味道，但需要控制焯

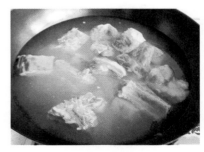
焯水的畜类原料

水时间，以减少营养的流失。

土豆放入热水中煮熟，维生素 C 的保存率为 90%，若放在冷水中，煮熟后维生素 C 的保存率仅为 60%。如捞饭（把米放在水中加热到七成熟后将米捞出蒸熟，大多将米汤弃而不用）是一种很不科学的方法。因为米汤中含有一定量的维生素、无机盐、蛋白质和碳水化合物，弃去米汤后，捞饭可损失 67% 的维生素 B_1、50% 的维生素 B_2、76% 的烟酸，所以如果食用捞饭，应合理利用米汤。

🧑‍🍳 学生活动

> 议一议：焯水是烹调技艺中的一个重要环节，如何防止原料在焯水时的营养素损失？

为了减少营养损失，在焯水时应做到以下几点：

可焯水可不焯水的原料尽量不要焯水，防止不必要的营养素流失；必须焯水的原料尽量缩短焯水时间，最大限度地减少营养素流失；焯水之前尽量保持原料完整形态，以减小其受热和触水面积；不能为"护绿"而加碱，导致营养素的破坏；在原料较多情况下，应分批投料，以保证原料处于较高水温中；焯水中加入 1% 的食盐，减缓可溶性营养成分扩散到水中的速度；焯水后应立即进行正式烹调，防止氧化反应。总的来说，原料焯水要因料制宜，原料浸漂要主辅协调。

🧁 讨论探究

1. 焯水的分类有哪些？
2. 焯水对营养素的影响。
3. 在实际生活中焯水时要注意的问题。

🧁 调查分析

以班级为单位，调查统计常用原料适合的焯水方式。

🧁 知识链接

焯水小技巧

1. 蔬菜焯水时加点盐

蔬菜焯水可增加水溶性营养物质的损失，如小白菜在 100 ℃的沸水中烫 2 min，维生素的损失率便高达 65%。若焯水时加入 1% 的精盐，便可减缓蔬菜内可溶性营养物质的流失速度。

2. 豇豆焯水时最好加点碱

这是因豇豆在生长过程中，表面会形成脂肪性角质物质和大量的蜡质。由于这些物质遮蔽了豇豆表皮细胞所含的叶绿素，因此豇豆的碧绿色泽不突出，豇豆的角质和蜡质物不溶于水，而只溶于热碱水中，故在焯水时添少许碱，豇豆便显得碧绿。但须注意：加碱切忌过多，否则会影响菜肴的风味特色和营养价值。

项目 5 "穿衣"过程中营养素的变化与保护

[学习导读]

上浆、挂糊、勾芡是中式烹调技艺中常见的烹调方法。通过这些方法，或起保持原料的水分、鲜度的作用，或能改善原料的质感，或可改变菜肴的色泽，或会突出菜肴的风格。但是你知道吗，它们对营养素的影响也非常大，具体有哪些影响呢？通过本项目的研究就会告诉你答案。

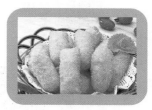

"穿衣"的食物

[项目要求]

1. 了解"穿衣"的含义。
2. 理解"穿衣"过程中营养素的变化。
3. 在实际运用中能采取正确方法保护营养素。

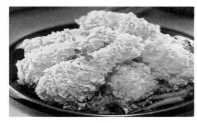

炸鸡腿

知识介绍

所谓"穿衣"，统指上浆、挂糊、勾芡。通过穿衣，可保护营养，同时增加营养。因为穿衣所需原料一般包含鸡蛋、淀粉等，这类原料营养丰富，可以改善菜肴的营养组成，进而增加菜肴的营养价值。

3.5.1 上浆、挂糊过程中营养素的变化与保护

通过上浆、挂糊，使在经过刀工处理的原料表面裹上一层黏性的糯糊（蛋清、全蛋、淀粉等），经过加热，淀粉膨胀糊化，蛋清中的蛋白质变性凝固，蛋清与淀粉黏合在一起形成薄壳包，形成一层有一定强度的"保护膜"裹住食品。这层"保护膜"可以保护原料中的水分、风味物质和营养素不外溢。同时，油也不易浸入原料内部，避免原料直接和高温油接触，蛋白质不会因高温而变性，脂肪也不会因高温分解失去营养功能，维生素又可少受高温分解破坏，矿物质和风味物质不易流失。同时，还可减少营养素与空气接触而被氧化，原料本身也不易因断裂、卷缩、干瘪而变形。这样烹制出来的菜肴不仅色泽好，味道鲜嫩，营养素保存得多，而且易被消化吸收。蛋白质在受热时，有一部分发生分解变化，产生香味，淀粉在受热时也发生变化。其中一部分半焦化，出现黄色，所以经过挂糊上浆的食品，就会颜色悦目，外皮脆香，内里嫩美多汁。如制作炒肝尖，当肝尖直接下锅烹调后，维生素 A 保存率不到 50%；若在下锅烹调前，用淀粉或蛋清上浆，则维生素 A 保存率可达到 59% 以上。

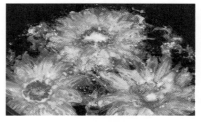

炸食物

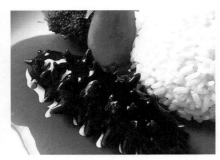
谈一谈：烹调中糊的种类有哪些？如何选用适合的糊进行营养保护？

3.5.2 勾芡过程中营养素的变化与保护

勾芡就是在菜肴即将出锅时，将已经提前调好的水淀粉淋入锅中，使菜肴中的汤汁达到一定的稠度，增加汤汁对原料的附着力。在烹调过程中，菜肴部分营养物质受热分解，由大分子物质变为小分子物质，更容易分散到汤汁中。同时，各种矿物质和维生素也从原料中析出，分散到汤汁中。通过勾芡可使汤汁变稠并包裹在菜肴原料的表面，使分散到汤中的营养素与菜肴融合，避免因"吃菜不喝汤"造成的营养素流失，既保护了营养又使菜肴美味可口。

需要勾芡的食品

"穿衣"过程中淀粉的作用很大，淀粉加热逐渐膨胀，黏度也逐渐增大，到了糊化时淀粉的黏度最大，这时在淀粉中加水，黏度下降。如：在浓稠的稀饭中添水，就会破坏淀粉糊中的凝胶使黏性下降，甚至出现分层。用马铃薯粉勾芡的菜肴，进餐剩余后再存放就会发现芡变稀而出水，这是因为筷子夹菜时的搅拌作用，破坏了淀粉糊——芡的结构，黏度下降。淀粉中含脂类多的易糊化，糊化后黏性增大且稳定性较好，当淀粉糊化达到最高黏度时，继续加热则黏度下降，冷却后发生凝固，烹饪中挂糊、上浆、勾芡等都与淀粉糊化有关。直链淀粉含量高的淀粉糊黏性小，糊化后体积增大较多；含支链淀粉高的淀粉糊黏性大，糊化时体积增大比较少，这就是糯米粉制品黏性大、出品率低，冷却后仍较软、糯的原因。地下块茎淀粉比谷类淀粉易糊化，糊化温度也低，如大米淀粉在 68 ~ 78 ℃时糊化，而马铃薯淀粉在 58 ~ 60 ℃就可以糊化。

讨论探究

1. 怎样理解"穿衣"能增加菜肴营养？
2. 结合中式烹调工艺相关内容，谈谈不同糊类所增加的营养。

调查分析

当地常用淀粉种类及其在烹调中的应用。

知识链接

保钙的菜肴搭配技巧

烹调方法中，"保钙"的菜肴搭配技巧是荤素混食、豆谷混食。在烹饪时，要尽量去除影响钙吸收利用的因素，以保存更多的钙。

1. 烹调荤菜时常用醋。糖醋鱼、糖醋排骨等是最有利于钙吸收的菜肴。醋是酸味食品，不仅可以去除异味，还能使鱼骨、排骨中的钙溶出。鱼、排骨中的蛋白质和钙的含量较高，在酸性环境中，钙与蛋白质在一起，最容易被吸收。烹饪时，可用小火长时间焖炖，使鱼、排骨中钙的溶出较完全。

2. 把豆腐和鱼一起烹饪。鱼肉中含有维生素 D，可促进豆腐中钙的吸收，使钙的生物利用率大大提高。

3. 西红柿炒鸡蛋、雪里蕻炒黄豆等"补钙"作用也不错。维生素 C 能促进钙的吸收，而西红柿是富含维生素 C 的食品，与鸡蛋同炒，西红柿中的维生素 C 可促进钙的吸收。使钙的吸收率提高。雪里蕻也富含维生素 C，与黄豆同食同样可以使钙的吸收、利用大大提高。

4. 菠菜、苋菜等绿色蔬菜先焯水。草酸、植酸等容易与钙结合成一种不溶性的化合物，影响钙的吸收。所以，当食物中的草酸、植酸等过高时，不仅影响本身钙的吸收，还影响其他食物中钙的吸收。烹调前通过焯水的方法去除草酸。

5. 先将把大米在温水中浸泡一下，或多做发酵的面食。因为大米和白面中含有很多植酸，可以与钙形成不溶性的植酸钙，影响钙的吸收。为此，可将面粉发酵，或把大米先在温水中浸泡一下，可以去除部分植酸。

6. 黄豆发芽后食用。黄豆(大豆)中植酸含量很高，可采用发芽的办法，去掉黄豆中的植酸。同时，黄豆中本不含有的还原性维生素 C 含量大大增加，可促进钙的吸收和利用。

项目 6　正式烹调过程中营养素的变化与保护

[学习导读]

　　一位营养师在演讲时提出土豆的维生素 C 含量高于苹果，一名听众对此提出异议：我不认同你这种说法，这样比较没有多大的现实意义，因为你提出的维生素 C 含量是生土豆的，而土豆不适合生食，土豆在熟制过程中会损失部分营养素，如维生素 C 大约占

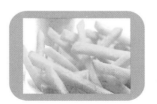
薯条

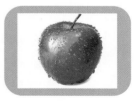
苹果

生土豆的 20%，如此一来，熟土豆中的维生素 C 并不比鲜苹果高。你认同谁的说法？

[项目要求]

1. 了解常用烹调方法的种类。
2. 理解常用烹调方法对营养素的影响。
3. 能正确选用烹调方法，加强对营养素的保护。
4. 在实际应用中，能较好地运用旺火急炒。
5. 理解酸、碱条件对营养素的影响。
6. 掌握加醋忌碱的方法以保护营养素。
7. 掌握烹调中加盐的时机以保护营养素。

食物原料中的营养素在不同烹饪工艺中的损失情况是不同的，现就不同的烹调方法进行比较和讨论。

3.6.1 煮与烧对营养素的影响与保护

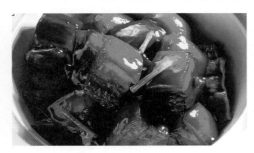
红烧肉

煮与烧都是采用较多的汤汁作为传热介质，原料一般都要经过初步熟处理，先用大火烧开，再用小火维持，使之成熟。蔬菜、肉类等食物在煮与烧的过程中，汤液中会溶解相当多的水溶性维生素和矿物质，如果在煮之前蔬菜切制过细，使其表面积增大，维生素的损失也越大。煮与烧基本不会造成三大产能营养素和矿物质的破坏。煮沸时间过长，会造成对热敏感的维生素，尤其是维生素C的破坏。生大豆含有抑制人体小肠内胰蛋白酶活性的物质，会妨碍对大豆蛋白质的消化吸收。彻底加热熟透后，这种物质可被破坏。浸泡、磨碎、熟制可破坏大豆的细胞组织结构，提高消化率。在面条的煮制过程中，30% ~ 40% 的维生素 B_1 及烟酸溶于汤中。蔬菜水煮 20 min 后维生素C 损失 30%。

在烹调中，通过炒制糖色来增加菜肴的色泽，这种方法在烧菜中尤为常见。蔗糖在 160 ℃时熔化，转化速度加快，生成的转化糖在高温下迅速发生焦糖化反应而使其变色。在 150 ~ 220 ℃高温下，发生降解，经过聚合、缩水变成含黑褐色色素的物质，这就是焦糖化反应。焦糖色素是我国传统使用的天然色素之一，它无毒性。但近年发现加铵盐制成的焦糖含 4-甲基咪唑，它对人体有害，所以食品卫生法规定其添加量 ≤ 200 mg/kg。美国消费者权益组织"公共利益科学中心"发表声明说，其实验室检测显示，每听（约 340 g）可乐含有 145 ~ 153 μg 4-甲基咪唑。

3.6.2 蒸对营养素的影响与保护

蒸制是以水蒸气为传热介质的，由于原料与水蒸气基本上处于一个密闭的环境中，原料是在饱和热蒸气下成熟的，但由于需要较长的烹饪时间，因此因加热而引起维生素 C 分解的量增加了，蒸不存在汁液的大量流失，故比煮会保留更多的水溶性维生素，对营养成分的影响比煮要好一些，矿物质不会因蒸而受影响。

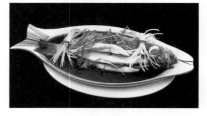
清蒸鱼

粮食类原料在蒸煮时，因烹饪方法不同，营养素损失多少不一，下表是土豆条在蒸和煮过程中维生素保留率的比较。

土豆条在蒸和煮过程中维生素保留率的比较   单位：%

维生素	煮	蒸
维生素 C	69	89

维生素	煮	蒸
维生素 B_1	88	90
烟酸	78	93
维生素 B_6	77	97
叶酸	66	93

3.6.3　炸对营养素的影响与保护

炸是旺火加热，以大量食油为传热介质的烹调方法，炸制的温度比较高，若原料不经过挂糊处理，原料中对热敏感的维生素损失严重，若原料经挂糊后炸，原料中维生素损失将减少。

炸制工艺除了导致维生素的损失外，最重要的是蛋白质和脂肪经高温处理后发生的化学变化，诸如脂肪的热氧化、热聚合、热分解，加热过度蛋白质分解产生有害物质，甚至产生致癌物质，如煎炸鱼的营养不及清蒸鱼。

在炸的过程中，原料中的水分受热蒸发，部分营养素尤其是水溶性维生素的损失较大，食物的鲜味也受到一定影响，如"清炸鸡块"等。油炸用油不宜反复使用。烹饪中尽量减少油脂与空气接触面积。

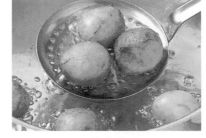
炸汤圆

炸制食物时，油温控制在油脂的发烟点以下，就可减轻油脂的热分解，降低油脂的消耗，以保证产品的营养价值和风味质量。

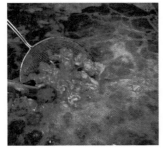
炸的过程

随着加热时间的延长，分解产物继续发生氧化聚合，并产生聚合物，使油脂增稠、起泡、并附着在煎炸食物的表面，这都是油脂发生氧化聚合反应的结果。油脂加热至 $200 \sim 230\ ℃$ 时能引起热氧化聚合，所以油炸食品所用的油会逐渐变稠。亚麻油最易聚合，大豆油和芝麻油次之，橄榄油和花生油不易聚合。烹饪中火力越大，时间越长，热氧化聚合反应就越激烈。这个过程中产生甘油酯二聚物，被吸收后与酶结合，使酶失去活性引起生理异常，对人体健康有害。

🍳 **学生活动**

谈一谈：油炸的种类有哪些？如何选择合适的方法防止油炸中有害物质的产生？

3.6.4　炖、焖、煨、煲对营养素的影响与保护

炖、焖、煨、煲均以水为传热介质，原料体积均较大。为了调味料能更好地进入原料内部，汤与菜的比例应小于涮或汆，采用的火力一般为小火或微火，加热所需的时间比较长，

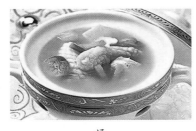

汤

会导致可溶性营养素流失于汤中。如果把炖、焖、煨熟后的汤汁用来做调味剂或汤，那么就避免了分散到汤中的营养素的损失，而且这种汤汁保留了原有的风味。对热敏感的维生素的损失视加热时间的长短而异。

应提倡焖或煮的方法做米饭，捞饭营养明显不及焖的米饭。熬粥时要盖上锅盖，开锅后改用小火，以减少营养素的损失。

煲汤加热 1 ~ 1.5 h，可获得比较理想的汤品营养峰值，此时的能耗和营养价值比例也较佳，尽管汤品里含有丰富的营养素，但是相对来说，汤料的营养素含量比较多。

3.6.5　炒、爆、熘对营养素的影响与保护

采用炒、爆、熘制作的菜肴，都是以油作为传热介质，除植物性原料外，一般事先都进行挂糊或上浆，然后用旺火热油，使菜肴快速成熟，保持菜肴滑嫩香脆的特点。由于操作迅速，加热时间很短，水分及其他营养素不易流失，因此营养素的损失较少。有的在制作时用淀粉勾芡，使汤汁浓稠，而淀粉中含有谷胱甘肽，其中的巯基具有保护维生素 C 的作用。

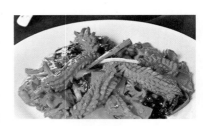

火爆腰花

旺火急炒是中国传统烹饪技艺的要求。采用高温短时地急火快炒，可以减少维生素的损失。如果烹饪原料没有设置保护层，或保护层脱落、不完整时，原料在烹制过程中，营养素的流失将随着烹制时间的延长而增多。原料表面水分的流失是由蒸发引起的，而原料内部水分的流失则是水分子向原料外部渗透、扩散的结果。扩散是需要时间的，减慢水分的扩散速度或缩短烹制时间，均可减少原料中营养素的流失。如猪肉切成丝，旺火急炒，其维生素 B_1 的损失率为 13%、维生素 B_2 的损失率为 21%、烟酸的损失率为 45%；而切成块用文火炖，则维生素 B_1 的损失率为 65%、维生素 B_2 的损失率为 41%、烟酸的损失率为 75%。叶菜类用旺火急炒的方法，可使维生素 C 的平均保存率为 60% ~ 70%，而胡萝卜素的保存率可达 76% ~ 90%。旺火加热能使原料迅速成熟。因此，对蔬菜和其他体积小、切片薄、传热快的原料，烹饪中采用旺火急炒是减少食物营养素流失的重要手段之一。需要说明的是，并非温度越高营养丧失越多。现已证实，烹饪时温度 66 ℃，菠菜中维生素 C 损失 90%，而在 95 ℃时仅损失 18%。原因是：50 ~ 65 ℃时分解维生素的酶更加活跃，而在 70 ℃以上，这种酶就受到抑制，维生素就不再被破坏了。所以，大火快炒适量加醋，可以避免维生素被破坏。

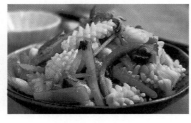

爆炒鱿鱼

肉、鱼、蛋类在烹调中，肉、鱼、蛋等动物性原料的质地、口感、重量、营养成分等都会有所改变。肉类等动物性食品烹调后，除维生素外，一般营养素的变化不大，营养价值依然很高。蒸和炸次之，约为 45%；炒时损失最少，约 13%。维生素 B_2 的损失以蒸时最高，约 87%；其次为清炖和红烧，约 40%；炒肉丝时损失最少，约 20%；炒猪肝时，维生素 B_1 的损失为 32%，而维生素 B_2 几乎可全部保留。鱼肉含水分较多，含结缔组织较少，加热过

程中水分流失较畜、禽肉少，因此，鱼肉烹调后一般显得较细嫩柔软。蛋类加热熟制后能破坏其所含的抗生素和抗胰蛋白酶因素，使蛋白质凝固变性。除仅有少量维生素被破坏外，蛋的营养价值基本不变。如鸡蛋在炒、煮时，维生素 B_2 的损失很少，为 7% ~ 13%，而维生素 B_1 的损失可达 22%。

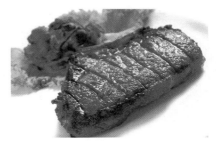

牛排

3.6.6　煎与贴对营养素的影响与保护

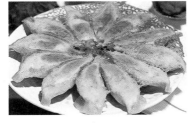

煎、贴都是以小油量遍布锅底作为传热介质的烹饪方法。一般把原料加工成扁形或厚片形，中小火煎成金黄色，制作时火力不大，不易使表面迅速吸收从锅底面传来的大量热量而使其中的水分气化。贴菜的原料大多要经过挂糊，所以营养素损失较少。煎炸食物时，油温控制在油脂的发烟点以下，就可减轻油脂的热分解，降低油脂的消耗，以保证产品的营养价值和风味质量。如煎炸牛排需要选择发烟点较高的油脂，不仅可以加速蛋白质变性，达到食用要求，而且还能提高牛排鲜嫩的质感。可多采用挂糊和拍粉煎的方式，减少营养的损失。

煎饺

3.6.7　涮与汆对营养素的影响与保护

涮与汆均是以水为传热介质，所用原料体积较小，前者加工为薄片，后者加工成片、丝、条或制成丸子。汤或水均用大火烧开，汤菜比例是汤多菜少，因此，在单位时间里原料能获得较多的热量而成熟。如涮羊肉时，肉片在沸水中停留的时间很短，因此肉中的一些可溶性营养物质损失较少。

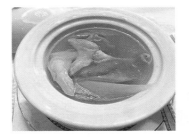

汤

3.6.8　烤与熏对营养素的影响与保护

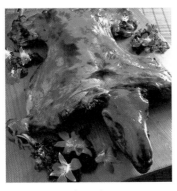

在烤制的过程中，与燃料直接接触的原料表面的营养素由于受热温度高发生变化，三大营养素在高温下均会分解变化，产生有害成分。同时，燃料不完全燃烧的产物会污染原料表面，导致食品卫生质量下降。熏制品也有类似的特点，熏制品表面有适度的焦皮，具有独特的风味，但鱼、肉等经熏制以后，会产生和污染一些对人体有害的物质。应尽量避免高温长时间加热，带着火苗烹饪的做法不可取。蛋白质中的赖氨酸与还原糖反应产生褐色物质，这一过程赋予面包香气和色泽，但可以造成面包表皮中 10% 左右的赖氨酸损失。在烤制过程中，不可加入味精，防止焦谷氨酸钠的形成。

烤全羊

3.6.9　菜肴烹调过程中加醋忌碱

菜肴烹制要加醋协调，很多维生素在碱性条件下容易被破坏，而在酸性环境中比较稳

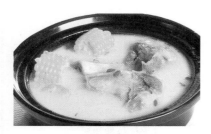
骨头汤

定，在烹调中适量加醋，除了能促消化吸收外，还能保护维生素 B_1、维生素 B_2、维生素 C 免遭破坏，使骨中无机盐溶出，增加食品的营养价值。如凉拌蔬菜时可适当加醋，以有利于维生素的保护。一直以来，大家认为骨头汤是补钙的佳品，然而事实并非如此。因为骨头里的钙是以磷酸盐形式存在的，不容易溶解到汤里，因此在加热过程中也可适当加醋，促使骨头中的钙游离分散到汤里，从而有利于人体的吸收。在烹制动物性原料的菜肴，如红烧鱼、糖醋排骨时也可加入适量醋。此外，加醋还有利于改进菜肴的感官性状，增加风味。但对酸敏感的维生素如维生素 A 等，在加醋烹制时会受到破坏。在烹制含这类营养素较多的原料时不应加醋，同时，这类原料不要与番茄、水果等有机酸含量高的食物搭配共烹。

大部分营养素在碱性条件下不稳定，加碱可破坏对碱敏感的维生素 C、维生素 E 和部分 B 族维生素等，如松花蛋中的 B 族维生素已基本被破坏殆尽。加碱熬粥，制面加碱，这种对营养不利的做法在我国许多地区仍然存在。例如，为了增加粥的黏稠度和口感，不少饭店在熬制的过程中加碱，碱可导致维生素 B_1 的损失率达到75%。发面用碱要适量，加碱越多，对营养素的破坏就越严重。炸油条时，由于加碱和高温，其中维生素 B_1 几乎损失殆尽。

玉米中的维生素 B_5 是例外，因为玉米中的维生素 B_5 为结合型，不能很好地被人体吸收，加碱（小苏打等）处理，可以使烟酸从结合型转化成能为人体利用的自由型，但加碱过多会使玉米中的精、胱氨酸损失15%。碱性条件还会使精氨酸、胱氨酸、色氨酸、丝氨酸、赖氨酸由L–型变为D–型，使营养价值降低。

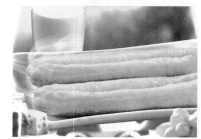
油条

维生素在烹调加工中损失的大致顺序：维生素 C > 维生素 B > 维生素 A > 维生素 D > 维生素 E。

3.6.10　菜肴烹调过程中适时放盐

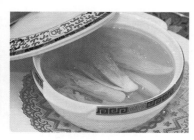
汤

在炒菜过程中，过早放盐会使细胞内的水分大量渗出，使水溶性维生素、无机盐溶出而损失。同时，原料发生皱缩，组织发紧，这样不仅影响菜肴的外观，而且风味也欠佳。食盐能使蛋白质凝固脱水，内层蛋白质吸水难，不易煮烂，不仅延长了加热时间，而且影响人体的消化吸收。

对于一些富含蛋白质的原料（如老母鸡、鸭、鹅、牛肉等动物性原料）制作汤菜时，烹制过程若过早放盐，会导致原料表层蛋白质迅速变性，从而不利于营养物质和风味物质溶于汤中，影响汤菜的营养与风味。所以，这类菜肴应在起锅前加入食盐。然而，在调制肉馅时，先加入适量的食盐可使肉馅黏性增大，增加其持水性，加入肉馅中的水与蛋白质结合，馅料成团不散，加热后的菜肴质地松软鲜嫩。

议一议：炖排骨汤时，什么时候放盐才合适？为什么？

🧁 讨论探究

1. 常用烹调方法对营养素的影响与保护。
2. 适合蔬菜类原料的烹饪方法有哪些？
3. "糖醋排骨"等甜酸味菜肴在制作过程中需要放味精吗？
4. 味精在酸碱环境下呈味及营养的变化。如何在烹调中正确使用味精？

🧁 调查分析

1. 面点在烘焙过程中、烤鸭在烤制过程中营养素的变化。
2. 调查烹调中错误用碱的实例，以班级为单位写出调查报告，开展一次橱窗展。

🧁 知识链接

一、常见工业加工食品的营养特点

食品种类	主要加工技术	营养特点	有害物质
果蔬罐头	传统热加工技术	蛋白质、脂肪、碳水化合物保存完好，维生素损失严重	基本不产生
肉类罐头	传统热加工技术	蛋白质、脂肪、碳水化合物保存完好，维生素损失严重	基本不产生
高温灭菌奶	超高温瞬时灭菌	蛋白质、脂肪、碳水化合物保存完好，水溶维生素有损失	基本不产生
巴氏杀菌奶	传统热加工技术	蛋白质、脂肪、碳水化合物保存完好，能保留牛奶原有营养及风味	基本不产生
炸薯片	高温油炸	蛋白质、脂肪、碳水化合物保存完好，脂肪易氧化，维生素损失严重	产生苯并芘
焙烤食品	高温焙烤	蛋白质、脂肪、碳水化合物保存完好，脂肪易氧化，维生素损失严重	产生苯并芘
膨化食品	挤压膨化技术	营养素含量少，部分产品味精、色素超标	基本不产生
油炸方便面	高温油炸	蛋白质、脂肪、碳水化合物保存完好，脂肪易氧化，维生素损失严重	产生苯并芘、丙烯酰胺
非油炸方便面	热风干燥	蛋白质、脂肪、碳水化合物保存完好，脂肪易氧化，维生素损失严重	基本不产生
八宝粥	传统热加工技术	营养搭配较合理，蛋白质利用率高，维生素损失严重	基本不产生

当我们制作酸味较强的糖醋味、酸辣味、醋熘味菜肴时,一般不宜添加味精。因为味精的主要成分是谷氨酸钠,该物质在酸性条件下解离程度小,呈鲜能力较差;在中性范围内解离程度最大,呈现出的鲜味强度最大;在碱性条件下转变为谷氨酸二钠,入口毫无鲜味。

酸味菜肴如何呈鲜呢?可用高浓度的鲜汤,如鸡、鸭、蹄髈、竹笋、蘑菇、黄豆芽等制作鲜汤。利用这些原料各种呈鲜成分弥补谷氨酸钠不能发挥作用的缺点,达到呈鲜的目的。

项目 7　荤素同烹、现吃现烹过程中营养素的变化与保护

[学习导读]

1. 随着人们生活水平的提高,肉类原料在日常生活中所占比例越来越大,许多人认为吃"荤"更有营养,从而降低了对素菜的要求。你如何看待这个问题?

2. 你知道"隔夜菜"对营养素的影响吗?

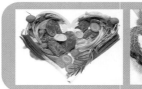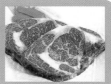

素菜原料和荤菜原料

[项目要求]

1. 理解荤素搭配的优点。
2. 理解现吃现烹的意义。
3. 在实际应用中,能正确搭配原料。

知识介绍

3.7.1　荤素同烹过程中的营养变化与保护

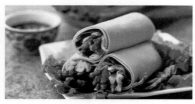

肉卷

烹制菜肴时,荤素搭配更有利于营养的互补。

①荤素同烹可以使菜肴营养搭配平衡,虽然蔬菜中维生素、无机盐、纤维素含量丰富,但蛋白质、脂肪较少,与动物性原料一同烹制可使营养成分更加全面,可提高菜肴的营养价值。

②荤素同烹可以提高蔬菜中胡萝卜素的吸收率和转化率,动物性原料的脂肪有利于提高胡萝卜素的吸收率,有效地促进胡萝卜素转化为维生素A,从而较大程度地提高胡萝卜素在人体内的利用率。

③荤素同烹还可以提高蔬菜中某些无机盐的利用率钙、铁等无机盐,在蛋白质含量丰富的情况下有利于其在体内的吸收。实验证明,蛋白质消化时产生的半胱氨酸还可以使三价铁

还原成二价铁，与二价铁形成可溶性络合物，促进其吸收。谷胱甘肽可保护维生素C，有些动物性原料如肉类等也含有谷胱甘肽。因此，肉类和蔬菜在一起烹调也有同样的效果。

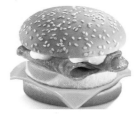

汉堡包

3.7.2　现吃现烹更有利于营养的保护

①原料切烹要连贯及时。如果切配后不及时烹调，放置过久会增大氧化损失。如将黄瓜切成薄片，放置1 h，维生素C就损失33% ~ 35%，放置3 h损失41% ~ 49%，如果高温存放则营养素损失更大。

②菜肴应现吃现烹，尽量减少烹制后放置的时间，这样可以减少营养素的氧化损失。如蔬菜炒熟后放置1 h，维生素C损失10%，放置2 h损失14%。同时，刚出锅的菜肴具有适宜的温度、色、香、味、形、质感均优于放置后的菜肴。故蔬菜应现切现烹、现做现吃，不要放置时间过长。

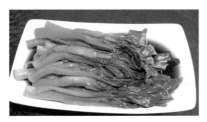

绿叶蔬菜

据科学测定，有些隔夜菜特别是隔夜的绿叶蔬菜，不但营养价值已破坏，还会产生致病的亚硝酸盐。储藏蔬菜中亚硝酸盐的生成量随着储藏时间延长和温度的升高而增多，如果将蔬菜放在冰箱中冷藏（2 ~ 6 ℃），则其亚硝酸盐的增加较少。时值冬季，有些人认为天气寒冷，剩菜不用放冰箱，这种观点也是错误的。城市中冰箱的普及使用，使人们从食物中摄入的亚硝酸盐含量下降，但并不等于把蔬菜放进冰箱就完全可以放心了。时间长了，亚硝酸盐的含量仍然会增加。不同种类的蔬菜在相同的储藏条件下，亚硝酸盐的生成量是不一致的。炒熟后的菜里有油、盐，隔了一夜，菜里的维生素都氧化了，使得亚硝酸含量大幅度增高，硝酸盐在体内可形成亚硝胺致癌，是健康的一大隐患。亚硝酸盐进入胃之后，在具备特定条件后会生成一种称为NC（N-亚硝基化合物）的物质，它是诱发胃癌的危险因素之一。尤其是在天气热的时候，隔夜的饭菜受到细菌污染，会大量繁殖，很容易引发胃肠炎，故不宜食用。

成菜后放置时间过长会引起淀粉老化，老化是糊化的逆过程。糊化的淀粉处于较低的温度下，会出现不透明，甚至凝结或沉淀的现象，这种现象称为淀粉的老化。如馒头凉后干缩，米饭凉后变硬，凉粉变得硬而不透明等。淀粉变性老化最适宜的温度是2 ~ 4 ℃，温度高于60 ℃或低于-20 ℃都不会发生老化，所以馒头、凉粉、面包、米饭等不宜存放在冰箱保鲜室。最好放在冷冻室速冻起来，以阻止淀粉的老化。

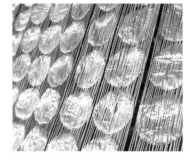

粉丝

利用淀粉加热糊化、冷却又老化的原理，可制作粉丝、粉皮、龙虾片等食品。

3.7.3　蔬菜焯制后若不立即烹调应拌适量熟油

蔬菜经焯水后发生了很大的变化，菜叶外表具有保护作用的蜡质、组织细胞均被破坏了。如焯水后不立即进行烹调，便很容易变色并造成营养流失。如果将焯水后的蔬菜拌上点熟植物油，就能在蔬菜表面形成一层薄薄的油膜，这样既可防止水分蒸发，保持蔬菜的脆嫩，又可阻止蔬菜氧化变色和营养物质的流失。

3.7.4　动物类原料焯水后应立即烹制

畜禽肉经焯水处理后，内部含有较多的热量，组织细胞处于扩张分裂状态，如马上烹制，极易熟烂。同时，也可以缩短烹调时间，减少营养素的损失。若焯水后不立即烹制，这类原料便会因受冷表层收缩，造成"回生"现象，最终导致成菜效果不理想。

🧁 讨论探究

请学校实习部门协助提供酒店菜单，探究酒店配菜技巧。

🧁 调查分析

调查学校食堂一周食谱的荤素搭配情况。

🧁 知识链接

荤素搭配小知识

1. 荤素搭配的比例

荤菜和素菜的最佳比例为 1：（3～4）。但是，如果按照这个比例点菜的话，桌上的菜看起来又未免太素了，最好可以一个荤菜配一个素菜，再搭配一个半荤半素的菜。在吃的时候，就方便执行 1：3 的原则了，吃一口肉，记得吃三口素菜。

2. 荤素搭配更健康

猪肉配洋葱：洋葱能够促进脂肪代谢，降低血液的黏稠度，减少因为猪肉脂肪高而产生的副作用。其实猪肉还可以配合有滋润效果的冬瓜和百合等，都是不错的选择。

牛肉配土豆：牛肉营养价值很好，并有健脾胃的功效，但牛肉纤维很粗，有时会刺激胃黏膜，用土豆和牛肉同煮，不仅味道好，还有保护胃的作用。

鱼肉配豆腐：鱼肉中蛋氨酸含量丰富，苯丙氨酸含量少，而豆腐恰恰相反。用鱼肉配豆腐食用，可以取长补短。而且，豆腐含钙较多，正好可以借助鱼肉中维生素 D 的作用，提高人体对钙的吸收率。

羊肉配生姜：羊肉补血，生姜具有止痛祛风湿的作用。用羊肉和生姜搭配，生姜既可以去掉羊膻味，还有助于羊肉温阳驱寒。

鸡肉配栗子：栗子可以健脾胃，鸡肉为造血疗虚的佳品，鸡肉和栗子搭配，有助于鸡肉中营养成分的吸收，造血功能也会随之增强。

鸭肉配山药：山药具有很强的补阴能力，鸭肉不仅可以补阴，还可以消热止咳。用山药和鸭肉同食，可以消除鸭肉的油腻。

🧁 知识反馈

一、选择题

1. 原料初步加工应遵循的原则是 _____。

    A.选择最好的部位　　　B.以原料形成的完整、美观为主，营养成分次之

C.不要计较成本　　　　D.注意食品卫生，保存食物的营养成分

2.淘洗大米的正确方法是 _____。

A.流水反复冲洗　　　B.用力搓洗　　　C.热水淘洗　　　D.足够的冷水淘洗 2 ~ 3 次

3.烹调时，为保护食物原料中维生素少受氧化而不被破坏，可加入 _____。

A.碱　　　　　　B.料酒　　　　　　C.白糖　　　　　　D.醋

4.酵母发面可以增加面粉中 _____ 的含量。

A.维生素 C　　　B.维生素 D　　　C.B 族维生素　　　D.维生素 A

二、简答题

1.结合所学内容，探讨日常生活中损失营养素的误区有哪些？

2.营养素损失的常见途径有哪些？

3.结合所学知识，谈谈在烹饪加工中如何避免营养素的损失。

4.结合所学内容，分析高温油炸的危害。

5.吊汤时为什么最后加盐？

6.在日常烹饪中，如何减少维生素的损失？

7.针对营养素容易被破坏的常见烹饪原料，我们可以采取哪些措施来防止？

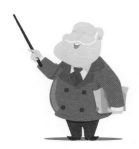

8.如何减少肉类原料营养素的损失？

9.适合蔬菜类原料的烹饪方法有哪些？

模块 4

调配营养

模块导读

◇ 合理的营养摄入和科学的膳食结构与人体健康息息相关。"吃什么？如何吃？吃多少？"本章将带同学们走进营养配餐并掌握营养配餐的方法，让大家按照膳食指南的要求安排日常饮食，从而保持身体健康。

学习内容

◇ 项目 1　合理膳食、平衡营养与人体健康的关系
◇ 项目 2　明确中国居民膳食指南目标
◇ 项目 3　分析中国居民膳食结构状况及营养素参考摄入量
◇ 项目 4　掌握《食物成分表》的使用方法
◇ 项目 5　学会营养食谱的编制方法
◇ 项目 6　正确进行营养食谱的制定与评价

[知识梳理]

营养配餐步骤：

1. 确定用餐对象全日能量供给量。
2. 计算宏量营养素全日应提供的能量。
3. 计算 3 种能量营养素每日需要数量。
4. 计算 3 种能量营养素每餐需要量。
5. 主副食品种和数量的确定。
6. 食谱的评价与调整。

项目 1　合理膳食、平衡营养与人体健康的关系

[案例导入]

张林只喜欢吃肉，不喜欢吃蔬菜，家人觉得多吃肉有利于身体的生长发育，便没有纠正其饮食习惯。长此以往张林出现了体重超标的问题，并引发肥胖、尿酸上升、牙龈红肿、浑身乏力等症状。

吃是一门艺术，更是一门科学，我们到底应该怎样吃才健康？通过本项目的学习，将帮助你找到正确答案。

[项目要求]

1. 了解合理膳食、平衡膳食的概念。
2. 理解并理清合理膳食、平衡营养与人体健康的关系。
3. 学会分析生活中膳食失衡的例子。

知识介绍

世界卫生组织认为，健康是一种身体上、精神上和社会适应上的完好状态。

身体健康在很大程度上取决于平衡营养与合理膳食，无论营养缺乏或过剩都会导致营养失调，从而引发各种疾病。

4.1.1　合理膳食与人体健康

食物所含营养素各不相同，任何单一食物都不能满足人体营养的全部需要，必须通过各种食物相互搭配才能达到平衡营养的要求，我们将这种能达到全面营养要求的膳食称为合理膳食。

合理膳食是平衡营养的基础，合理膳食不仅要提供足够的热量和所需的各种营养素，以满足人体正常的生理需要，还要保持各种营养素之间的比例平衡和多样化的食物来源，以促进各种营养素的吸收和利用，达到平衡营养的目的。

当人们的膳食结构合理、营养平衡时，才能满足机体对各种营养素的需求，促进机体的抗病能力，提高工作与劳动效率，预防和治疗某些疾病。当膳食结构不合理，摄入的热能营养素不平衡，就会导致营养失调。营养失调包括营养缺乏、营养不足和营养过剩。

1）营养缺乏

由于机体所摄取的营养素不能满足自身需要而出现各种营养素缺乏所特有的症状与体征，即营养缺乏病（症）。一般将营养缺乏病分为原发性与继发性两大类。

由于膳食中营养缺乏或摄入不足而引起的营养障碍性疾病称为原发性营养缺乏病。如营养性贫血、眼干燥症等都是原发性营养缺乏病，只要补充足够的相应营养素即可痊愈。其致病原因有：

①不良的饮食习惯。如不合理的烹调，使营养素大量破坏或丢失；因偏食、挑食、禁食、忌食等原因，使营养素的摄入量减少，从而造成机体营养素缺乏。

②过多食用精白米、精白面。由于粮谷类的过度加工，可使其中的硫胺素（维生素 B_1）损失 90%，核黄素（维生素 B_2）、烟酸（维生素 PP）和铁损失 70% ~ 85%。这些营养素在麸皮与胚芽中分布较多。

③经济原因。在经济落后地区，人们生活水平较低，副食品摄入较少，主要以主食提供热能与各种营养素，往往造成营养缺乏病的发生。

由于体内体外的各种原因，妨碍营养素的吸收与利用，或因病理、生理需要量增多而不能及时供应，或由某种原因使营养素在体内的破坏和排泄过多而造成的营养缺乏病称为继发性营养缺乏病。继发性营养缺乏病，首先表现为机体组织储存减少，进一步出现病理形态学的改变。常见的营养缺乏病有：蛋白质—热能营养不良，维生素 A、维生素 D、维生素 B_1、维生素 B_2、维生素 PP、维生素 C 等的缺乏病，营养不良性贫血及其他营养缺乏病等。

2）营养不足

体内某种营养素含量不足，但尚未达到缺乏的程度，可毫无症状或仅有轻微症状，处于亚临床表现状态。若能在这种状态下通过生化检验及时发现，及时给予补充相应的营养素，可以得到纠正，防止营养缺乏病的发生。

3）营养过剩

当摄入的营养素超过机体的需要时，除增加机体代谢负担外，多余的营养素将储存在体内，导致营养过多症，有时还可引起中毒。例如，摄入过多的热能可导致肥胖，摄入过多的维生素 A、维生素 D 可引起中毒，摄入过多的碘可致甲状腺肿大等。

此外，暴饮暴食、一次大量食入油腻食物或大量饮酒可使胰腺分泌增加，体内代谢紊乱，胰腺可发生出血、坏死。糖尿病以体内碳水化合物、脂类及蛋白质代谢紊乱为特征。心血管疾病、癌症也与膳食不合理有关。

总之，营养不足会出现相应的病理性改变，继而发生临床上可见的营养缺乏病。反之，过量摄入热能和某些营养素，则可导致肥胖、心血管疾病、肿瘤等发生，或因某些营养素过量而发生中毒，有碍于健康。因此，合理膳食、平衡营养是维持人体健康与生存的重要条件。

4.1.2 平衡营养与人体健康

平衡营养是指膳食所提供的热能和营养素与人体所需的一致，即人体消耗的营养物质与从食物获得的营养素达成平衡。

平衡营养，必须在人体的生理需要和膳食营养素供给之间建立几个平衡：热量营养素构成平衡、氨基酸平衡、各种营养素摄入量的平衡、动物性食物和植物性食物的平衡等。否则，就会影响身体健康，甚至导致某些疾病发生。

1）热量营养素构成平衡

在热量营养素提供的总热量与机体消耗的能量平衡的情况下，摄入的 3 种热量营养素分别给机体提供热量应为：碳水化合物占 55% ~ 65%，脂肪占 20% ~ 25%，蛋白质占 10% ~ 15% 时，各自的特殊作用发挥并互相起到促进和保护作用，这种总热量平衡、热量比例（或热量营养素摄入量的比例）也平衡的情况称为热量营养素构成平衡。热量营养素供给过多，将引起肥胖、高血脂和心脏病等；过少则造成营养不良，同样可诱发多种疾病，如贫血、结核病、癌症等。

3 种热量营养素是相互影响的，总热量平衡，但比例不平衡，也会影响健康。碳水化合物摄入量过多时，会增加消化系统和肾脏负担，减少摄入其他热量营养素的机会。蛋白质热量过多时，则影响蛋白质正常功能发挥，造成蛋白质消耗，影响体内氮平衡。当碳水化合物和脂肪热量供给不足时，就会削弱对蛋白质的保护作用。

2）氨基酸平衡

食物中蛋白质的营养价值，基本上取决于食物中所含有的 8 种必需氨基酸的数量和比例。只有食物中所提供的 8 种必需氨基酸的比例与人体所需要的比例接近时，才能有效地合成人体的组织蛋白。比例越接近，生理价值越高。生理价值接近 100 时，即 100% 被吸收，称为氨基酸平衡食品。除人乳和鸡蛋之外，多数食品都是氨基酸不平衡食品。所以，要提倡食物的合理搭配，纠正氨基酸构成比例的不平衡，提高蛋白质的利用率和营养价值。

3）各种营养素摄入量的平衡

不同的生理需要，不同的活动强度，营养素的需要量不同，加之各种营养素之间存在着错综复杂的关系，造成各种营养素摄入量的平衡难以把握。中国营养学会制定了各种营养素的每日供给量，只要各种营养素在一定的周期内，保持在标准供给量误差不超过 10%，营养素摄入量之间的平衡就算达到了。

4）动物性食物和植物性食物的平衡

植物性食物含纤维素多，会抑制锌、铁、铜等重要微量元素的吸收，如果只吃素，易患贫血，还会危害儿童发育（特别是脑发育），也可能引起老人胆固醇水平过低而遭受癌症的侵袭。荤食可弥补素食的不足，但荤食也不可过量，否则容易出现由高脂肪引起的心脏病、乳腺癌、中风等病症。荤素平衡的关键是控制脂肪的摄入，脂肪在三餐热量中占 20% ~ 25% 为宜。

5）正确认识"食物酸碱平衡论"

在食物化学研究中，食物可以分为酸性食物和碱性食物（或称为成酸食物或成碱食物）。分类的根据是按照食物燃烧后所得灰分的化学性质，灰分中含有磷、硫、氯元素较多的溶于水后生成酸性溶液，而钾、钠、钙、镁含量较多的灰分则生成碱性溶液。这种研究主要用于评价食物的化学性质，特别是在食物矿物元素含量的测定中使用很多。另外，测定食物的灰分还可用来判断一些谷类食物的加工精度。

在近年的一些科普文章中，有关食物酸碱性质的宣传主张"选择食物要注意酸碱平衡"，并且特别强调酸性食物对健康有害。这些宣传在我国居民中造成了很大的影响。从营养学的角度来看，这些说法缺乏科学依据，因此不值得提倡。

首先，食物灰分是食物燃烧后剩下的一些元素的氧化物，与食物在体内代谢产物的性质是不同的。食物进入人体后，经过消化吸收和各种复杂的代谢反应，形成数以千计的产物。这些产物有酸性、碱性，还有很多呈中性。血液的酸碱度是各种代谢产物综合平衡的结果，不是仅仅由食物燃烧后剩余的几种矿物元素就可以决定的。

其次，虽然食物在体内的代谢过程中不断产生酸性物质和碱性物质，但人类在长期适应膳食条件下，体内已经建立了完整的缓冲系统和调节系统，以保障内环境（主要是血液）的酸碱平衡。健康人血液的 pH 值恒定保持在 7.35 ~ 7.45 的范围，一般不会受摄入食物的影响而改变，除非在消化道、肾脏、肺等器官发生疾病造成人体代谢失常时，才有可能会受到影响。文献检索未见因为日常摄入食物不同引起健康人血液 pH 值改变的研究资料，也未见到因为血液 pH 值变酸而致有关慢性病增加的科学证据。

另外，"食物酸碱平衡论"还宣传"谷类、肉类、鱼和蛋等酸性食物摄入过多可以导致酸性体质，引起高血压、高血脂、糖尿病、肿瘤等慢性病的发生；蔬菜水果属于碱性食物，能够纠正酸性体质，防治慢性疾病"。实际上，蔬菜水果能够预防上述慢性疾病的发生，是因为它们产生能量低，而且含有丰富的维生素、矿物元素、膳食纤维以及对健康有益的植物化学物质，而不是所谓碱性的作用。按照"酸碱平衡论"，如果纠正"酸性体质"就可以预防慢性病，那么每天服用小苏打（碳酸氢钠）不就可以解决问题了吗？显然，这种说法是不正确的。

《中国居民膳食指南》强调"食物多样，谷类为主，粗细搭配"，建议"每天吃奶类、大豆或其制品"，还提出"常吃适量的鱼、禽、蛋和瘦肉"，都是根据近年营养学的研究成果，为改善中国居民营养状况提出的膳食措施。按照"食物酸碱平衡论"，将鱼、禽、蛋和瘦肉等食物都归类为"酸性食物"，将使广大居民在选择食物时处于无所适从的境地。上述食物都是人体能量、蛋白质、多种维生素和矿物质的主要食物来源，缺少了这些食物，就必然造成居民营养素摄入不足或缺乏，少年儿童的生长发育以及成人的营养状况将无从保证。所以，在有关平衡膳食的宣传中，应当按照《中国居民膳食指南》的要求，大力提倡"食物多样，谷类为主，粗细搭配"的平衡膳食原则，使人们在享受丰富食物的同时，汲取充足而合理的营养。

讨论探究

请以自己的一日三餐为例，分析荤素平衡问题。

调查分析

结合所学知识，在班级开展"膳食平衡"调查，并在学校宣传窗里开设"饮食与健康"

专栏，让全校师生、家长都来了解良好的饮食习惯。

 知识拓展

平衡营养应做到的平衡

主食与副食的平衡、荤与素的平衡、杂与精的平衡、饥与饱的平衡、食物冷与热的平衡、干与稀的平衡、食物的温、热、凉、寒四性平衡、动与静的平衡、情绪与食欲的平衡等。

项目 2 明确中国居民膳食指南目标

[学习导读]

中国居民膳食指南是根据营养学原理，紧密结合我国居民膳食消费和营养状况的实际情况制定的，指导广大居民实践平衡膳食，帮助我国居民合理选择食物，并进行适量的身体活动，以改善人们的营养和健康状况，减少或预防慢性疾病的发生，提高国民健康素质。

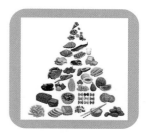

膳食宝塔

[项目要求]

1. 掌握膳食指南的十大要点。
2. 结合膳食指南，学会分析日常生活中的不良习惯。
3. 在实际生活中会应用膳食宝塔。

知识介绍

4.2.1 食物多样，谷类为主，粗细搭配

膳食必须由多种食物组成，才能满足人体各种营养需求，达到合理营养、促进健康的目的。谷类食物是中国传统膳食的主体，是人体能量的主要来源。坚持谷类为主是为了保持我国膳食的良好传统，避免高热量、高脂肪和低碳水化合物膳食的弊端，是平衡膳食的基本保证。要注意粗细搭配，经常吃一些粗粮、杂粮和全谷类食物，稻米、小麦不要研磨得太精，以免所含维生素、矿物质和膳食纤维流失。

4.2.2 多吃蔬菜水果和薯类

新鲜水果蔬菜是人类平衡膳食的重要组成部分，也是我国传统膳食重要特点之一。蔬菜水果能量低，是维生素、矿物质和膳食纤维的重要来源。薯类含有丰富的淀粉、膳食纤维以及多种维生素和矿物质。蔬菜、水果和薯类膳食对保持身体健康，保持肠道正常功能，提高免疫力，降低患肥胖、糖尿病、高血压等慢性疾病风险具有重要作用。

4.2.3　每天吃奶类、大豆或其制品

奶类营养全面且组成比例适宜，容易消化吸收。奶类除含有丰富的优质蛋白质和维生素外，含钙量较高且利用率也很高，是膳食钙质的极好来源，各年龄人群适当多饮奶有利于健康。饮奶量多或有高血脂和超重肥胖倾向者应选择低脂、脱脂奶。

大豆含丰富的优质蛋白质、必需脂肪酸、多种维生素和膳食纤维，且含有磷脂、低聚糖，以及异黄酮、植物固醇等多种植物化学物质，应适当多吃大豆及其制品。

4.2.4　常吃适量的鱼、禽、蛋和瘦肉

鱼、禽、蛋和瘦肉是人体优质蛋白、脂类、脂溶性维生素、B族维生素和矿物质的良好来源，是平衡膳食的重要组成部分。瘦肉铁含量高且利用率好；鱼类脂肪含量一般较低，且含有较多的不饱和脂肪酸；禽类脂肪含量也较低，且不饱和脂肪酸含量较高；蛋类富含优质蛋白质，各种营养成分齐全，是很经济的优质蛋白质来源。应当注意，动物性食物一般都含有一定量的饱和脂肪和胆固醇，摄入过多可能增加患心血管病的危险。

4.2.5　减少烹调油用量，吃清淡少盐膳食

脂肪是人体能量的重要来源之一，为人体提供必需脂肪酸，有利于脂溶性维生素的消化吸收。但是，脂肪摄入过多会引起肥胖、高血脂、动脉粥样硬化等，食盐的摄入量过高与高血压的患病率密切相关。食用油和食盐摄入过多是我国城乡居民共同存在的营养问题。为此，建议我国居民应养成吃清淡少盐膳食的习惯，即膳食不要太油腻，不要太咸，不要摄食过多的动物性食物和油炸、烟熏、腌制食物。

4.2.6　食不过量，天天运动，保持健康体重

进食量和运动是保持健康的两个重要因素，食物给人体提供能量，运动消耗能量。如果进食量过大而运动量不足，多余的能量就会在体内以脂肪的形式积存下来，造成超重或肥胖。相反，如果食量不足，因能量不足将引起体重过低或消瘦。由于生活方式的改变，人们的身体活动减少，目前我国大多数人群体力活动不足或缺乏体育锻炼，应改变久坐少动的不良生活方式，养成天天运动的习惯，坚持每天多做一些消耗能量的活动。

4.2.7　三餐分配要合理，零食要适当

合理安排一日三餐的时间及食量，进餐定时定量。一般情况下，早餐安排在6：30—8：30，午餐安排在11：30—13：30，晚餐安排在18：00—20：00进行为宜。早餐吃饱，午餐吃好，晚餐适量，不暴饮暴食，不经常在外就餐。零食作为一日三餐之外的营养补充，可以合理选用，但来自零食的能量应计入全天能量摄入之中。

4.2.8　每天足量饮水，合理选择饮料

体内水的来源有饮用水、食物中含的水和体内代谢产生的水。水的排出主要通过肾脏，以尿液的形式排出，其次是经肺呼出、经皮肤和随粪便排出。进入体内的水和排出来的水基本相等，处于动态平衡。饮水不足或过多都会对人体健康带来危害。饮水应少量多次，要主动，不要感到口渴时再喝水。饮水最好选择白开水。

饮料多种多样，需要合理选择，如乳饮料和纯果汁饮料含有一定量的营养素和有益膳食成分，适量饮用可以作为膳食的补充。有些饮料添加了一定的矿物质和维生素，适合热天户外活动和运动后饮用。有些饮料只含糖和香精香料，营养价值不高。有些人尤其是儿童青少年，每天喝大量含糖的饮料代替喝水，是一种不健康的习惯。

4.2.9　如饮酒应限量

高度酒含能量高，白酒基本上是纯能量食物，不含其他营养素。无节制地饮酒，会使食欲下降，食物摄入量减少，以致发生多种营养素缺乏、急慢性酒精中毒、酒精性脂肪肝，严重时还会造成酒精性肝硬化。过量饮酒还会增加患高血压、中风等疾病的危险。另外，饮酒还会增加患某些癌症的危险。如果饮酒，尽可能饮用低度酒，并控制在适当的量，建议成年男性一天饮用酒的酒精量不超过 25 g，成年女性一天饮用酒的酒精量不超过 15 g，孕妇、儿童和青少年应忌酒。

4.2.10　吃新鲜卫生的食物

食物放置时间过长会引起变质，可能产生对人体有毒有害的物质。吃新鲜卫生的食物是防止食源性疾病、实现食品安全的根本措施。正确采购食物是保证食物新鲜卫生的第一关。烟熏食品及有些加色食品可能含有苯并芘或亚硝酸盐等有害成分，不宜多吃。食物合理储藏可以保持新鲜，避免受到污染。高温加热能杀灭食物中大部分微生物，延长保存时间；冷藏温度常为 4 ~ 8 ℃，只适于短期储藏；而冻藏温度低达 –23 ~ –12 ℃，可保持食物新鲜，适于长期储藏。烹调加工过程是保证食物卫生安全的一个重要环节，需要注意保持良好的个人卫生以及食物加工环境和用具的洁净，避免食物烹调时的交叉污染。食物腌制要注意加足食盐，避免高温环境。有一些动物或植物性食物含有天然毒素，为了避免误食中毒，一方面要学会鉴别这些食物，另一方面应了解对不同食物去除毒素的具体方法。

学生活动

> 看一看《中国居民膳食指南》。

讨论探究

1. 脱脂奶或低脂奶适合哪些人群？
2. 碳水化合物容易导致人体发胖吗？
3. 蔬菜与水果能完全相互替换吗？
4. 过量饮酒的危害有哪些？
5. 常吃油炸食品的危害有哪些？

知识拓展

认识膳食宝塔。

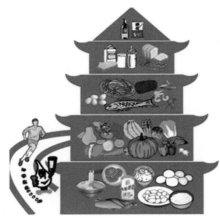

油 25 ~ 30 g
盐 6 g

奶类及奶制品 300 g
大豆类及坚果 30 ~ 50 g

畜禽肉类 50 ~ 75 g
鱼虾类 50 ~ 100 g
蛋类 25 ~ 50 g

蔬菜类 300 ~ 500 g
水果类 200 ~ 400 g

谷类、薯类及杂豆 250 ~ 400 g
水 1 200 mL

膳食宝塔

项目3 分析中国居民膳食结构状况及营养素参考摄入量

[学习导读]

膳食结构状况直接影响着居民的健康,你清楚我国居民膳食结构的现状吗?

人体每天都需要从膳食中获取各种营养物质来维持其生存、健康和社会生活,如果长期摄取某种营养素不足或过多就可能发生相应的营养缺乏或过剩的危害。为了帮助人们合理地摄入各种营养素,从 20 世纪早期营养学家就开始建议营养素的参考摄入量,从 40 年代到 80 年代,许多国家都制定了各自推荐的营养素供给量。我国自 1955 年开始制定"每日膳食中营养素供给量(RDA)"作为设计和评价膳食的质量标准,并作为制定食物发展计划和指导食品加工的参考依据。

[项目要求]

1. 掌握我国膳食结构状况,并分析其优劣。
2. 掌握我国居民营养素的参考摄入量。
3. 结合本课内容,分析实际生活中的营养素摄入是否合理。
4. 积极倡导良好的膳食结构。

知识介绍

膳食结构是指膳食中各类食物的数量及其在膳食中所占的比重。我国目前的膳食结构特点为:以粮谷豆类、蔬菜水果等植物性食物为主,畜禽蛋乳鱼等动物性食品为辅。随着我国居民的生活水平日益提高,居民的膳食质量明显改善,"国民营养与健康状况调查"表明:我国城乡居民能量及蛋白质摄入得到基本满足,肉、禽、蛋等动物性食物消费量明显增加,优质蛋白比例上升。然而,部分居民膳食结构和数量不尽科学合理。当前,我国居民膳食方面存在的主要问题是，不能科学合理地把握摄入食物的结构和数量。

4.3.1 中国居民膳食结构状况

①中国地域辽阔，人口众多，各地区生产力发展水平和经济情况极为不均衡。城市居民动物性食物消费总量基本充足，但结构不合理，猪肉摄入过多，禽肉和鱼虾类摄入偏低，谷类食物消费偏低，奶类、豆类和水果的摄入量一直不足。而且不健康生活方式普遍，城市成年居民的吸烟率为 26.5%，饮酒率达到 35.1%，饮料消费也在持续增加，平时大都缺乏锻炼。2002 年，每人每天油脂平均消费量由 1992 年的 37 g 增加到 44 g，脂肪供能比达到 35%，超过世界卫生组织推荐的 30% 的上限；谷类食物供能比仅为 47%，明显低于 55% ~ 65% 的合理范围。大多数城市脂肪供能比已超过 30%，且动物性食物来源脂肪所占的比例偏高。中国城市居民的疾病模式由以急性传染病和寄生虫病居首位转化为以肿瘤和心血管疾病为主，膳食结构变化是影响疾病谱的因素之一。

②城市居民蔬菜的摄入量明显减少，多数居民仍没有形成经常进食水果的习惯，城市居民每人每天蔬菜的摄入量由 1992 年的 319 g 降低至 2002 年的 252 g。2002 年水果的每日人均摄入量为 45 g，虽然比 1982 年的 37 g 略有增加，但人均每日仍不足 50 g。

③农村居民的膳食结构已趋于合理，但动物性食物、奶、水果的消费量还偏低。

④城乡居民钙、铁、维生素 A 等普遍摄入不足。例如，每人每天钙的平均摄入量为 391 mg，仅相当于推荐摄入量的 41%。此外，乳类、豆类制品摄入过低仍是全国普遍存在的问题。专家指出，在一些经济发达地区摄入食物的数量方面存在的主要问题是，摄入的热量大大超过机体每日代谢所需的热量，多余热量被机体转化为脂肪储存起来，因此，超重与肥胖的人数迅速增加。

4.3.2 膳食营养素参考摄入量

1）平均需要量（EAR）

EAR 是 RNI 的基础，如果个体摄入量呈常态分布，一个人群的 RNI＝EAR＋2SD。对于人群，EAR 可以用于评估群体中摄入不足的发生率。对于个体，可以检查其摄入不足的可能性。

2）推荐摄入量（RNI）

RNI 是健康个体膳食营养素摄入量目标，但当某个体的营养素摄入量低于其 RNI 时，并不一定表明该个体未达到适宜的营养状态。如果某个体的平均摄入量达到或超过了 RNI，可以认为该个体没有摄入不足的危险。摄入量经常低于 RNI 可能提示需要进一步用生化试验或临床检查来评价其营养状况。

3）适宜摄入量（AI）

AI 主要用作个体的营养素摄入目标，同时用作限制过多摄入的标准。当健康个体摄入量达到 AI 时，出现营养缺乏的危险性很小。如长期摄入超过 AI 值，则有可能产生毒副作用。

4）可耐受最高摄入量（UL）

UL 的主要用途是检查个体摄入量过高的可能，避免发生中毒。当摄入量超过 UL 时，发生毒副作用的危险性增加。在大多数情况下，UL 包括膳食、强化食物和添加剂等各种来源的营养素之和。

常量和微量元素的推荐摄入量或适宜摄入量

年龄	钙	磷	钾	钠	镁	铁（男）	铁（女）	碘	锌（男）	锌（女）	硒	铜	氟	铬	锰	钼
0 ~	300	150	500	200	30	0.3	0.3	50	1.5	1.5	15（AI）	0.4	0.1	10		
0.5 ~	400	300	700	500	70	10	10	50	8.0	8.0	20（AI）	0.6	0.4	15		
1 ~	600	450	1 000	650	100	12	12	50	9.0	9.0	20	0.8	0.6	20		15
4 ~	800	500	1 500	900	150	12	12	90	12.0	12.0	25	1.0	0.8	30		20
7 ~	800	700	1 500	1 000	250	12	12	90	13.5	13.5	35	1.2	1.0	30		30
11 ~	1 000	1 000	1 500	1 200	350	16	18	120	18.0	15.0	45	1.8	1.2	40		50
14 ~	1 000	1 000	2 000	1 800	350	20	25	150	19.0	15.5	50	2.0	1.4	40		50
18 ~	800	700	2 000	2 220	350	15	20	150	15.0	11.5	50	2.0	1.5	50	3.5	60
50 ~	1 000	700	2 000	2 200	350	15	15	150	11.5	11.5	50	2.0	1.5	50	3.5	60

注：凡表中数字空缺之处表示未制定该参考值。

脂溶性和水溶性维生素的推荐摄入量

单位：mg

年龄	维生素 A		维生素 D	维生素 E	维生素 B$_1$		维生素 B$_2$		维生素 B$_6$	维生素 B$_{12}$	维生素 C	泛酸	叶酸	烟酸		胆碱	生物素
	女	男			女	男	女	男						女	男		
0 ~	400		10	3	0.2		0.4		0.1	0.4	40	1.7	65	2		100	5
0.5 ~	400		10	3	0.3		0.5		0.3	0.5	50	1.8	80	3		150	6
1 ~	500		10	4	0.6		0.6		0.5	0.9	60	2.0	150	6		200	8
4 ~	600		10	5	0.7		0.7		0.6	1.2	70	3.0	200	7		250	12
7 ~	700		10	7	0.9		1.0		0.7	1.2	80	4.0	200	9		300	16
11 ~	700		5	10	1.2		1.2		0.9	1.8	90	5.0	300	12		350	20
14 ~	700	800	5	14	1.2	1.5	1.2	1.5	1.1	2.4	100	5.0	400	12	15	450	25
18 ~	700	800	5	14	1.3	1.4	1.2	1.4	1.2	2.4	100	5.0	400	13	14	450	30
50 ~	700	800	10	14	1.3		1.4		1.5	2.4	100	5.0	400	13		450	30

某些微量营养素的可耐受最高摄入量

单位：mg

年龄	钙	磷	镁	铁	碘	锌（男）	锌（女）	硒	铜	氟	铬	锰	钼	维生素A	维生素D	维生素B₁	维生素C	叶酸	烟酸	胆碱
0 ~				10				55		0.4							400			600
0.5 ~				30		13		80		0.8							500			800
1 ~	2 000	3 000	200	30		23		120	1.5	1.2	200		80			50	600	300	10	1 000
4 ~	2 000	3 000	300	30		23		180	2.0	1.6	300		110	2 000	20	50	700	400	15	1 500
7 ~	2 000	3 000	500	30	800	28		240	3.5	2.0	300		160	2 000	20	50	800	400	20	2 000
11 ~	2 000	3 500	700	50	800	37	34	300	5.0	2.4	400		280	2 000	20	50	900	600	30	2 500
14 ~	2 000	3 500	700	50	800	42	35	360	7.0	2.8	400		280	2 000	20	50	1 000	800	30	3 000
18 ~	2 000	3 500	700	50	1 000	45	37	400	8.0	3.0	500	10	350	3 000	20	50	1 000	1 000	35	3 500
50 ~	2 000	3 500	700	50	1 000	37	37	400	8.0	3.0	500	10	350	3 000	20	50	1 000	1 000	35	3 500

蛋白质及某些微量营养素的平均摄入量

单位：mg

年龄	蛋白质/(g·kg⁻¹)	锌 男	锌 女	硒	维生素A	维生素D	维生素B$_1$ 男	维生素B$_1$ 女	维生素B$_2$ 男	维生素B$_2$ 女	维生素C	叶酸
0 ~	2.25 ~ 1.25	1.5			375	8.88						
0.5 ~	1.25 ~ 1.15	6.7			400	13.8						
1 ~		7.4		17	300		0.4		0.5		13	320
4 ~		8.7		20			0.5		0.6		22	320
6 ~		9.7		26	700		0.5		0.8		39	320
8 ~		男	女				男	女	男	女		
11 ~		13.1	10.8	36	700		0.7		1.0		13	320
14 ~		13.9	11.2	40			1.0	0.9	1.3	1.0	13	320
18 ~	0.92	13.2	8.3	41			1.4	1.3	1.2	1.0	75	320

中国居民主要的膳食类型是什么？有哪些优缺点？

🧁 **知识拓展**

国外的膳食结构

1. 以美国、欧洲发达国家为代表的三高型膳食结构

三高型膳食结构，即高热能、高脂肪、高蛋白。他们的食物种类主要是：年粮食食用量仅为 50 ~ 75 kg，肉类和禽、蛋、蔬菜、水果等。奶是 100 ~ 150 kg。此外，还有大量脂肪为 130 ~ 150 g，热能高达 3 300 ~ 3 500 kcal（13 807 ~ 14 644 kJ）的食物。但美国人做菜时的烹调油用量较少、放盐少；动物内脏食用量较低，这些都是值得学习的。

2. 日本的膳食结构

日本的膳食结构比较合理，它融合东西方膳食精华，取长补短。其中，植物性食物占较大比例，但动物性食品仍有适当的数量，膳食中的植物蛋白与动物蛋白搭配得较为合理，动物蛋白质约占蛋白质总量的 50%。平均营养水平每人每天摄入热能约 2 600 kcal，蛋白质和脂肪均达到了 80 g 以上。比较符合人体的正常需要。但日本人喜欢吃精米面和咸鱼的习惯不应借鉴。

3. "地中海式膳食结构"

"地中海式膳食结构"主要以淀粉类食品和菜糊状调料，少量肉食，加上大量的绿叶和新鲜水果。他们常用的食物是：橄榄油、大蒜、鱼、蔬菜、野菜、谷物、水果、红葡萄酒等。

从国外的膳食结构中我们可以总结出：人类的食物多种多样，各种食物所含的营养成分不尽相同。除母乳外，任何一种食物都不能提供人体所需的全部营养素。平衡的膳食必须由多种食物构成，才能满足人体营养所需，以达到营养均衡、促进身体健康的目的。因此，要提倡人们食用多种食物。

项目 4　掌握《食物成分表》的使用方法

[学习导读]

食物的营养价值如何评定呢？也就是决定食物营养价值的因素有哪些呢？在评定某种食物的营养价值时，首先考虑的应该是食物中营养素的品种及不同营养素的含量为多少，可以对每一种食物的各种营养素和热能含量进行分析测定，确定其含量。一般来说，可以通过食物成分表获得各种食物中各种营养素的含量，食物成分表是营养配餐的基础。

[项目要求]

1. 理解食物成分表的构成。
2. 明确表中各种符号的含义。
3. 在营养配餐中，能熟练使用食物成分表。

🧁知识介绍

食物成分简编表所列食物品种是我国居民的主要食品，包括主食和副食。每种食物的营养素含量是具有代表性的数值，它不是含量最高的也不是含量最低的数值，而是一个适中的数值。也就是说，全国各地的人都可以采用此数值，而不至于过高或过低地估计。

食物成分表——食物一般营养成分（部分）

食品名称	食部/%	水分/g	能量		蛋白质/g	脂肪/g	碳水化合物/g	膳食纤维/g			胆固醇/mg	灰分/g
			/kcal	/kJ				合计	可溶性	不溶性		
小麦	100	10	317	1 326	11.9	1.3	75.2	10.8			0	1.6
五谷香	100	5.6	377	1 577	9.9	2.6	78.9	0.5				3
小麦粉（标准粉）	100	12.7	334	1 439	11.2	1.5	73.6	2.1				1
小麦粉（富强粉、特一级粉）	100	12.7	350	1 464	10.3	1.1	75.2	0.6				0.7
小麦粉（特二级粉）	100	12	349	1 460	10.4	1.1	75.9	1.6				0.6
小麦胚粉	100	4.3	392	1 640	36.4	10.1	44.5	5.6				4.7
麸皮	100	14.5	220	920	15.8	4	61.4	31.3				4.3
挂面（均值）	100	12.3	346	1 440	10.3	0.6	75.6	0.7				1.2
挂面（标准粉）	100	12.4	344	1 439	10.1	0.7	76	1.6				0.8
挂面（富强粉）	100	12.7	347	1 452	9.6	0.6	76	0.3				1.1
挂面（精制龙须面）	100	11.9	347	1 452	11.2	0.5	74.7	0.2				1.7
面条（均值）	100	28.5	284	1 188	8.3	0.7	61.9	0.8				0.6
面条（标准粉、切面）	100	29.7	280	1 172	8.5	1.6	59.5	1.5				0.7
面条（富强粉、切面）	100	29.2	285	1 192	9.3	1.1	59.9	0.4				0.5
面条（特粉、切面）	100	27.5	286	1 197	7.3	0.1	64.5	0.6				0.6
面条（富强粉、煮）	100	72.6	109	456	2.7	0.2	24.3	0.1				0.2
面条（干切面）	100	10.5	355	1 485	11	0.1	77.7	0.2				0.7
面条（虾蓉面）	100	6.1	429	1 795	8.5	15.1	68.3	3.6				2
通心面（通心粉）	100	11.8	350	1 464	11.9	0.1	75.8	0.4				0.4

4.4.1　食部

食部就是可以吃的部分，不包括应该丢掉的和不可以吃的部分。例如，带骨头的肉，只能吃肉而要将骨头丢掉，橘子不能吃皮和核等。在表中标明"食部"为80%的，就说明这种食物只有80%可以食用，其余部分不可以吃。本表中所列的"食部"只是按大多数人的食用习惯计算。例如，有的人连皮吃苹果，只是不吃核，那么"食部"就可能是90%；如果不吃皮也不吃核，那么"食部"就可能只有80%。因此，"食部"的多少，也可以按每个人的食用习惯去改变它的比例。

4.4.2　各种营养素的计算方法和说明

1）能量

"能量"不是直接测定的，而是由蛋白质、碳水化合物和脂肪的含量计算出来的，每1 g蛋白质或1 g碳水化合物在身体内可产生4 kcal能量，而每1 g脂肪可产生9 kcal能量。每1 kcal相当于4.184 kJ。过去习惯以kcal表示"能量"的计量单位，而现在国际通用的计量单位为kJ，故本表中"能量"一栏列出两种计量单位，即kcal和kJ。

2）蛋白质

表中"蛋白质"一栏是指粗蛋白，它除了蛋白质以外，还含有一点其他的含氮物质，故不是纯蛋白质。但各国食物成分表中均以"蛋白质"表示，而不用"粗蛋白"表示。人们在计算食物中蛋白质时可按表中所列数据值计算。

3）碳水化合物

这不是直接测定的值，而是计算出来的，成分表中均以100 g可食部计算。因此，100 g食物中的碳水化合物的计算，即：

100 g –（水分 + 蛋白质 + 脂肪 + 膳食纤维 + 灰分）g = 碳水化合物 g

4）膳食纤维

膳食纤维是植物细胞壁的组成成分，它不是由一种成分构成的，而是包括很多组分，如纤维素、半纤维素、木质素、角质等不可溶纤维，另外，还有果胶、树脂等可溶性纤维。这里提到的纤维为不可溶性纤维，不包括可溶性纤维。可溶性纤维在水果和豆类中含得较多，略少于不可溶性纤维，而谷类食品中只含少量可溶性纤维，主要含不可溶性纤维。

5）维生素A、胡萝卜素和视黄醇当量

维生素A学名为视黄醇，维生素A和胡萝卜素的含量以视黄醇当量（微克，μg）为计量单位，这是因为胡萝卜素在人体内可转变成维生素A，但1 μg胡萝卜素在人体内只起到相当于0.167 μg维生素A所起到的作用。而1 μg维生素A起到的作用相当于1 μg视黄醇，所以在表示维生素A和胡萝卜素的含量时都以视黄醇当量计算。动物性食物一般只含有VA而不含有胡萝卜素，但植物性食物中只有胡萝卜素而不含VA。为了以它们的生理功效计算含量，就将VA的含量折合成含多少μg的视黄醇当量。1 μgVA = 1 μg视黄醇当量，1 μg胡萝卜素 = 0.167 μg视黄醇当量。

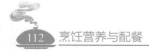

6）B 族维生素

B 族维生素有很多种，表中仅列出了维生素 B_1（又称硫胺素）和维生素 B_2（又称核黄素）。它们都是可溶于水的维生素，故又称为水溶性维生素。油脂中几乎没有这两种维生素。

7）维生素 C

维生素 C 又称抗坏血酸。表中只列出食物中总抗坏血酸的含量，它包括氧化型的维生素 C 和还原型的维生素 C。水果中含有还原型维生素 C。两种类型的 VC 在体内均起到相同的生理作用。

8）元素钙

元素钙是身体内需要较多的元素，称为常量元素。铁（Fe）、锌（Zn）和碘（I）是人体内含量较少的元素，称为微量元素，但它们都是人体所必需的元素，而且必须从食物中获得。本表中只列出了这 4 种最为重要的元素。

9）脂肪和脂肪酸

脂肪是由甘油三酯和脂肪酸构成的。脂肪中的甘油三酯是提供能量的重要成分。1 g 脂肪在身体内可产生 9 kcal 能量。脂肪可分为动物脂肪和植物脂肪两大类。动物脂肪含饱和脂肪酸多，在常温下为固体；植物脂肪含饱和脂肪酸少，而含不饱和脂肪酸较多，在常温下为液体。

10）胆固醇

胆固醇存在于动物性食物的脂肪中。动物食品中脂肪含量较高，则胆固醇含量也相对较多。在蛋黄和动物的肝、肾和脑以及鱼子中含胆固醇较多。

11）酒类

酒类的主要成分是乙醇（酒精），它为人体提供的营养主要是能量，1 g 酒精在身体内可提供 7 kcal 能量。酒的度数是由酒中含有的乙醇的毫升数（mL）决定的，如每 100 mL 酒中，有 58 mL 是酒精，则此酒的度数即为 58°，但所含酒的重量，实际上则只有 50 g，因此只产生 350 kcal 能量。白酒只供给能量，其他种类的酒中所含营养素也很少。啤酒中含有少量的 B 族维生素和蛋白质。因为酒类和其他食物相比，含营养素很少，因此表中未列出其他营养素的含量。

4.4.3　表中符号的说明

食物成分表中所用符号有以下几种：

"…"或空白表示"未检出"，就是说这种营养素未能检测出来，但不表示这种食物中绝对没有这种营养素，而是含量太少了，测不出来。

"—"表示未测定，即这种营养素未做检测，但不表示该食物中没有这种营养。

"微量"表示测出的营养素含量太少，由于表格位置的限制无法将具体数值列入表中。

"0"表示该食物中不含这种营养素。

4.4.4　食物分类和排序的说明

根据中国人的饮食习惯，将主食和副食按吃的多少来排列先后顺序。本表中将食物分为23类。例如，第一类为主食，即米、面、杂粮等谷类食物及谷类做成的食品；其次是豆类，如大豆、红小豆、绿豆及豆制品，如豆腐等。主食之后是副食，而副食以蔬菜为主，蔬菜中又分为叶菜类，如菠菜等；根茎类，如萝卜、土豆等；瓜果类，如黄瓜、辣椒、茄子等；再以后排列了肉类、蛋类等。除此之外，还有小吃和酒类等。

讨论探究

以自己昨天中午的午餐为例，结合食物成分表计算三大产热营养素的质量，并探究是否符合营养要求。

知识拓展

1. 书名：中国食物成分表：第一册
   作者：杨月欣、王光亚、潘兴昌
   出版社：北京大学医学出版社
2. 书名：中国食物成分表标准版：第一册
   作者：杨月欣
   出版社：北京大学医学出版社
3. 书名：中国食物成分表标准版：第二册
   作者：杨月欣
   出版社：北京大学医学出版社

营养配餐软件的使用方法

主导航界面中的"配餐设计与分析"功能区包括三个子功能：营养菜肴设计、营养配餐及分析和配餐方案设计。在具体设计营养食谱时分以下几步完成。

第一步：了解配餐软件安装及使用方法

第二步：菜肴数据库建立

在进行营养配餐工作时，需要先完成营养菜肴的设计。所以，在开始使用"配餐大师"软件之前，首先要在系统中输入配餐所需要的各种菜肴，建立丰富的菜肴库。"配餐大师"软件在默认情况下，预置了一些基本的菜肴分类。用户可以直接使用系统预置的菜肴分类，也可以根据自己的需要对这些分类进行修改和删除，或按照自己的实际情况编制菜肴分类和组织各分类下包含的菜肴。这些菜肴是设计一日食谱时选择菜点的基础。

第三步：食物营养成分管理

会添加食物原料的营养资料及查阅相关营养资料。

第四步：数据备份与还原

将设计好的营养菜点和营养食谱进行保存和再运用。

第五步：一日食谱的设计

将设计好的营养菜点分配在各餐中。

第六步：配餐方案设计与分配

设计配餐方案分配给有共同营养需求的不同人群。

第七步：食谱评价与调整

将设计好的食谱进行营养分析，与原料及营养素的目标参考摄入量相比较，调整烹饪原料的种类和数量，进一步完善食谱。

 # 项目5　学会营养食谱的编制方法

[案例导入]

看着父亲平日操劳，身体状况大不如前，在父亲生日到来之际，烹饪专业学生欧阳想为父亲送上一份特殊的礼物——为父亲进行营养配餐设计，以使父亲吃得更健康，营养趋于合理。可欧阳同学是高一学生，目前还不会进行营养配餐的设计，于是请你帮忙，你将如何设计？欧阳爸爸 43 岁，身高 180 cm，体重 74 kg，重体力劳动者。

[项目要求]

1. 明确能量单位及产热系数。
2. 计算人体每日所需能量。
3. 计算人体每日营养素供给量。
4. 计算每餐主、副食品种和数量。

知识介绍

4.5.1　能量单位

营养学以往常用卡（cal）、千卡（kcal）作为能量单位，1 kcal 能量等于 1 kg 纯水从 15 ℃上升至 16 ℃所需要的能量。能量的计量单位在国际上通常为焦耳（J），1 J 相当于 1 牛顿（N）的力使 1 kg 的物体移动 1 m 的距离所消耗的能量。由于焦耳的数值较小，因此营养学现在常用千焦（kJ）、兆焦（MJ）作为能量单位。为了计算方便，结合使用者的习惯，本书仍沿用 kcal 作为能量单位。

两种能量单位的换算关系为：

1 cal＝4.184 J，1 kcal＝4.184 kJ，1 000 kcal＝4.184 MJ

1 J＝0.239 cal，1 kJ＝0.239 kcal，1 MJ＝239 kcal

4.5.2　营养素的产热系数

产热系数，即 1 g 碳水化合物、蛋白质、脂肪在体内氧化产生的能量值，也称为产能系数或生热系数。由于食物中的无机盐和维生素不供给能量，人体所需的能量来源于食物中的蛋白质、脂肪和碳水化合物，因此这三大营养素被称为产热营养素。

1 g 碳水化合物、蛋白质和脂肪在体外燃烧时分别释放 17.15 kJ（4.10 kcal），23.64 kJ（5.65 kcal）和 39.54 kJ（9.45 kcal）的能量。碳水化合物和脂肪在体内完全氧化成 H_2O 和 CO_2，所产生的能量与体外燃烧放出的能量相近。而 1 g 蛋白质在体内氧化释放的能量只有 18.2 kJ（4.35 kcal），为体外燃烧释放能量的 77%。这是因为，体内蛋白质不能完全氧化，除 H_2O 和 CO_2 等产物外，还有尿素、尿酸等含氮有机物。

由于消化道不能完全消化吸收生热营养素，按碳水化合物、脂肪、蛋白质三者的消化率分别为 98%，95%，92% 计算，因此，3 种产能营养素的产热系数分别为：

碳水化合物：16.84 kJ（4 kcal）/g

脂肪：37.56 kJ（9 kcal）/g

蛋白质：16.74 kJ（4 kcal）/g

1 g 纯酒精产能约为 29.29 kJ（7 kcal），1 g 有机酸产能约 12.55 kJ（3 kcal）。

三大产能营养素产热系数

营养素（1 g）	食物能值（体外燃烧）/kJ	消化吸收率 /%	生理能值（体内氧化）/kJ
碳水化合物	17.16 kJ （4.10 kcal）	98	16.81 kJ （4 kcal）
脂肪	39.54 kJ （9.45 kcal）	95	37.56 kJ （9 kcal）
蛋白质	23.64 kJ （5.65 kcal）	92	16.74 kJ （4 kcal）
乙醇	29.29 kJ （7 kcal）	100	29.29 kJ （7 kcal）

4.5.3 人体能量的来源及消耗

能量是指维持人体生命活动及各种劳动所需要的热量。它是维持生命活动正常进行的基本保证，能量不足，人体中血糖下降，就会感觉疲乏无力，进而影响工作、学习的效率。另一方面，能量若摄入过多，则会在体内储存，使人体发胖，也会引起多种疾病。

人体需要的能量，来自食物中的三大营养素：蛋白质、脂类、碳水化合物。经过消化吸收后，在组织细胞内进行生物氧化反应，释放出能量，再转变成机体所需要的各种"能"。其中，50% 以上变成维持体温的能量，其余 50% 转变为化学能、分泌能、神经传导能等，这些统称为"生理氧化能"。人体的生理活动，如呼吸、心跳以及各种活动等都要消耗能量，主要消耗途径有：

1）基础能量消耗

基础能量消耗是指维持人体最基本生命活动所必需的能量消耗；即在 18 ~ 25 ℃的环境中，人体在清醒状态下，神经、肌肉完全安静与空腹（12 h 前停止进食）时，维持生命所必需的最低热能需要量。基础能量消耗约占总能量消耗的 60% ~ 75%，它是总能量消耗的主要部分。

2）活动消耗

劳动所消耗的能量与活动强度、持续时间以及工作熟练程度有关，活动强度越大，持续时间越长，消耗的能量就越多。用于体力活动的能量消耗一般占总能量的 30%。世界卫生组织将成人职业劳动分为轻、中、重3个等级。

（1）轻度

以站或坐为主，少部分时间从事活动，如办公室文员、售货员、教师、钟表维修等。

（2）中度

站或坐的时间较短，大部分时间从事特殊职业活动，车床操作、机动车驾驶、电工安装、一般农田劳动等。

（3）重度

非机械化搬运装卸工作、炼钢、体育活动、采矿、舞蹈等。

3）食物的特殊动力作用

由于机体摄入食物引起机体能量代谢的额外增高称为食物特殊动力作用。食物特殊动力作用所引起的能量额外消耗为 150 ~ 200 kcal，相当于总能量的 10%。

4.5.4 人体每日所需能量

人体能量的供给量可参照膳食营养素参考摄入量（DRIs）中能量的推荐摄入量（RNI），根据用餐对象的劳动强度、年龄、性别等确定。例如，办公室男性职员按轻体力劳动计，其能量供给量为 10.03 MJ（2 400 kcal）。集体就餐对象的能量供给量标准可以以就餐人群的基本情况或平均数值为依据，包括人员的平均年龄、平均体重，以及 80% 以上就餐人员的活动强度。如就餐人员的 80% 以上为中等体力活动的男性，则每日所需能量供给量标准为 11.29 MJ（2 700 kcal）。

能量供给量标准只是提供了一个参考的目标，实际应用中还需参照用餐人员的具体情况加以调整，如根据用餐对象的胖瘦情况制定不同的能量供给量。因此，在编制食谱前，应对用餐对象的基本情况有一个全面的了解，应当清楚就餐者的人数、性别、年龄、机体条件、劳动强度、工作性质以及饮食习惯等，根据以下条件进行个体计算。

①标准体重 kg（理想体重）= 身高（cm）- 105

②BMI（体质指数）$= \dfrac{实际体重（kg）}{身高（m）^2}$（得出结果参考下面判断）

| 偏瘦 | 正常 | 偏胖 | 肥胖 | 极度肥胖 |

```
偏瘦      正常    偏胖  肥胖   极度肥胖
├────────┼──────┼──┼────────┼──────────→
       18.5     24 25       30
```

BMI<18.5 属于偏瘦，BMI 18.5 ~ 24 为正常，BMI 24 ~ 25 为偏胖，BMI 25 ~ 30 为肥胖，BMI>30 为极度肥胖。

③查表求单位体重每日所需能量。

单位标准体重每日所需要能量（每日每千克体重所需能量）　　　　单位：kJ

类　别	轻体力	中体力	重体力
消瘦	35	40	40 ~ 45
正常	30	35	40
肥胖	20 ~ 25	30	35

④每日总能量＝标准体重（kg）×单位标准体重每日所需能量（kcal/kg）

【例1】 烹饪学校学生张林，男，身高180 cm，体重74 kg，轻体力劳动者，请计算其每日所需能量。

解：1. 标准体重kg（理想体重）＝身高（cm）–105＝180–105＝75 kg

2. BMI（体质指数）＝$\dfrac{实际体重（kg）}{身高（m）^2}$＝$\dfrac{74}{1.8^2}$＝22.8（正常体重）

3. 经查表得，张林单位体重每日所需能量为30 kcal。

4. 每日总能量＝标准体重（kg）×单位标准体重每日所需能量（kcal/kg）

＝75 kg×30 kcal/kg＝2 250 kcal

各个年龄段不同人群的能量供给量快速查看表 单位：kJ

就餐对象（范围）	全日能量	早餐能量	午餐能量	晚餐能量
学龄前儿童	1 300	390	520	390
1～3年级	1 800	540	720	540
4～6年级	2 100	630	840	630
初中学生	2 400	720	960	720
高中学生	2 800	840	1 120	840
脑力劳动者	2 400	720	960	720
中等体力劳动者	2 600	780	1 040	780
重体力劳动者	>3 000	>900	>1 200	>900

4.5.5 计算产热营养素每日提供的能量

能量的主要来源为蛋白质、脂肪和碳水化合物，为了维持人体健康，这3种能量营养素占总能量比例应当适宜。一般蛋白质占10%～15%，脂肪占20%～30%，碳水化合物占55%～65%，具体可根据本地生活水平，调整上述3类能量营养素占总能量的比例。比例一般取中等值：蛋白质占15%，脂肪占25%，碳水化合物占60%，可求得3种能量营养素的一日能量供给量。

【例2】 已知张林每日能量需要量为2 250 kcal，求三大产热营养素每日提供的能量。

解：蛋白质提供能量＝2 250 kcal×15%＝337.5 kcal

脂类提供的能量＝2 250 kcal×25%＝562.5 kcal

碳水化合物提供的能量＝2 250 kcal×60%＝1 350 kcal

🧑‍🍳**学生活动**

请拿出纸和笔，结合所学知识算算自己每日所需能量。

4.5.6　计算产热营养素每日需要量

在能量供给量的基础上，还需将其折算为需要量，即具体的质量，这是确定食物品种和数量的重要依据。结合产热系数，可求出全日蛋白质、脂肪、碳水化合物的需要量。

【例3】　已知张林每日能量需要量为 2 250 kcal。其中，蛋白质提供能量为 337.5 kcal，脂类提供的能量为 562.5 kcal，碳水化合物提供的能量为 1 350 kcal，求三大产热营养素的质量。

解：蛋白质质量 $= \dfrac{337.5\ \text{kcal}}{4\ \text{kcal/g}} = 84.4\ \text{g}$

脂肪质量 $= \dfrac{562.5\ \text{kcal}}{9\ \text{kcal/g}} = 62.5\ \text{g}$

碳水化合物质量 $= \dfrac{1\ 350\ \text{kcal}}{4\ \text{kcal/g}} = 337.5\ \text{g}$

4.5.7　计算产热营养素每餐需要量

明确产热营养素全日需要量后，根据三餐的能量分配比例计算出三大产热营养素的每餐需要量。三餐占每日总能量的适宜分配比例为：早餐 30%，午餐 40%，晚餐占 30%。

早餐：蛋白质 84.4 g×30%＝25.3 g
　　　脂肪 62.5 g×30%＝18.8 g
　　　碳水化合物 337.5 g×30%＝101.3 g
午餐：蛋白质 84.4 g×40%＝33.8 g
　　　脂肪 62.5 g×40%＝25 g
　　　碳水化合物 337.5 g×40%＝135 g
晚餐：蛋白质 84.4 g×30%＝25.3 g
　　　脂肪 62.5 g×30%＝18.8 g
　　　碳水化合物 337.5 g×30%＝101.3 g

学生活动

你知道同桌的晚餐分别需要多少克蛋白质、脂肪、碳水化合物吗？动手算一算吧。

4.5.8　主食品种、数量的确定

已知每餐产热营养素的需要量，结合食物成分表进行主、副食的品种和数量确定。

由于粮谷类是碳水化合物的主要来源，因此主食的品种、数量主要根据各类主食类原料中碳水化合物的含量确定。主食的品种主要根据用餐者的饮食习惯来确定，北方习惯以面食为主，南方则以大米居多。

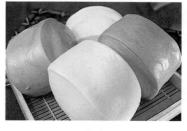

馒头

【例4】　已知张林的午餐中碳水化合物需要量为 135 g，以馒头为主食。查食物成分表得知，每 100 g 面粉含碳水化合物 44.2 g，求其所需馒头的质量。

解：所需馒头的质量 $= \dfrac{135\ g}{44.2\%} = 305.4\ g$

【例5】 已知张林的午餐中碳水化合物需要量为135 g，若以小米粥和馒头为主食（两者分别提供20%和80%的碳水化合物）。查食物成分表得知，每100 g小米粥含碳水化合物8.4 g，每100 g馒头含碳水化合物44.2 g，求其所需小米粥和馒头的质量。

解：所需小米粥的质量 $= \dfrac{135\ g \times 20\%}{8.4\%} = 321.4\ g$

所需馒头的质量 $= \dfrac{135\ g \times 80\%}{44.2\%} = 244.3\ g$

4.5.9 副食品种、数量的确定

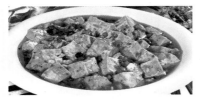

根据3种产热营养素的需要量，首先确定主食的品种和数量，接下来就需要考虑蛋白质的食物来源了。蛋白质广泛存在于动植物性食物中，除了谷类食物能提供的蛋白质，各类动物性食物和豆制品是优质蛋白质的主要来源。因此，副食品种和数量的确定应在已确定主食用量的基础上，依据副食应提供的蛋白质重量确定。

麻婆豆腐

副食品种、数量的确定计算步骤如下：

①计算主食中含有的蛋白质重量。

②用应摄入的蛋白质重量减去主食中蛋白质重量，即为副食应提供的蛋白质重量。

③设定副食中蛋白质的2/3由动物性食物供给，1/3由豆制品供给，据此可求出各自的蛋白质供给量。

④查表并计算各类动物性食物及豆制品的供给量。

⑤设计蔬菜的品种和数量。

【例6】 张林午餐应含蛋白质33.8 g，碳水化合物135 g。假设小米粥和馒头为主食（两者分别提供20%和80%的碳水化合物）。查食物成分表得知，每100 g小米粥含碳水化合物8.4 g，每100 g馒头含碳水化合物44.2 g，则其所需小米粥和馒头的质量分别为321.4 g和244.3 g。由食物成分表得知，100 g小米粥含蛋白质1.4 g，100 g馒头（富强粉）含蛋白质6.2 g，则：

主食中蛋白质含量 $= 321.4 \times 1.4\% + 244.3\ g \times 2.6\% = 10.9\ g$

副食中蛋白质含量 $= 33.8\ g - 10.9\ g = 22.9\ g$

设定副食中蛋白质的2/3应由动物性食物供给，1/3应由豆制品供给，因此：

动物性食物应含蛋白质重量 $= 22.9\ g \times \dfrac{2}{3} = 15.3\ g$

豆制品应含蛋白质重量 $= 22.9\ g \times \dfrac{1}{3} = 7.6\ g$

若选择的动物性食物和豆制品分别为猪肉（脊背）和豆腐干（熏），由食物成分表可知，每100 g猪肉（脊背）中蛋白质含量为20.2 g，每100 g豆腐干（熏）的蛋白质含量为15.8 g，则：

$$\text{猪肉（脊背）重量} = \frac{15.3\ g}{20.2\%} = 75.7\ g$$

$$\text{豆腐干（熏）重量} = \frac{7.6\ g}{15.8\%} = 48.1\ g$$

确定了动物性食物和豆制品的重量，就可以保证蛋白质的摄入。最后选择蔬菜的品种和数量。蔬菜的品种和数量可根据不同季节市场的蔬菜供应情况，以及考虑与动物性食物和豆制品配菜的需要来确定。

一般来说，每餐应包含主食1～2种，肉类1～2种，豆或豆制品1种，水果、蔬菜3～4种。

🍳学生活动

> 想为你的亲人、朋友、同学准备一份与众不同的礼物吗？为他（她）设计一份营养食谱吧！

4.5.10 确定纯能量食物的量

油脂的摄入应以植物油为主，有一定量动物脂肪摄入。因此，以植物油作为纯能量食物的来源。由食物成分表可知，每日摄入各类食物提供的脂肪含量，将需要的脂肪总含量减去食物提供的脂肪量即为每日植物油供应量。

🧁讨论探究

1. 一瓶当地啤酒含有多少热量？
2. 试述 kcal 与 kJ 的换算关系。
3. 试计算自己家庭成员午餐的能量。
4. 自己昨天午餐摄入多少能量？是否合理？如何改进？

🧁调查分析

班级成员产热营养素每餐需要量。

🧁知识拓展

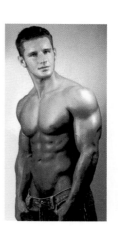

与标准体重来衡量是否肥胖来讲，BMI 应该是先进了许多。但有时也会给我们带来一定的假象，健美运动员的照片也许就能说明问题。

观察右图中身高 1.9 m、体重 110 kg 的健美运动员，按照他的身高和体重计算的 BMI 为 30.5，如果只根据这点判断他是肥胖，那就大错特错了，因为我们只要看他一眼就知道，他的体重主要是由发达的肌肉组成的，而且也没有一般肥胖者的"肚大腰圆"的特征。因此，对于一些特殊体型的人来说，我们不能只根据 BMI 就简单下结论。

但对另外一些 BMI 也许是在正常范围内的人来说，他可能是一个肥胖者，因为他的肌肉很少，骨骼也比较纤细，而体脂却比较多。因此，要判断一个人是不是真的肥胖，还需要进行综合评价。

因此，强调一下，BMI 不适用于以下的人群作为是否肥胖的评价指标：

运动员，特别是肌肉发达的健美运动员；老年人，因为老年人的体成分会随着年龄的增长而产生变化，特别是骨质流失、体细胞减少而脂肪细胞增加；孕妇和哺乳期母亲，这类人群属于特殊的生理期，需要比普通妇女有更多的脂肪来满足这种生理调适的变化。

项目 6　正确进行营养食谱的制定与评价

[学习导读]

香林营养食坊即将开业，小鑫同学前往面试，面试题是：如果安排你负责食坊营养食谱工作，你将如何制定营养食谱？如何评价一份营养食谱？如果是你参加面试，你将如何回答这个问题？

日　期	星　期	早　餐	水　果	午　餐	午　点
3.16	一	大小米粥、面包	雪梨	肉蓉、鸡蛋、紫菜汤、鱼蓉、虾皮煮萝卜、大米饭	马蹄、胡萝卜糖水、小馒头
3.17	二	肉茸、西红柿煮螺蛳粉	香蕉	胡萝卜、玉米、蜜枣煲鸡汤、梅菜蒸肉饼（鱼肉、猪肉）、大米饭	风行学生盒装酸奶、玉米
3.18	三	麦片糖粥、鸡蛋	苹果	剑花、无花果、蜜枣、脊骨汤、鱼肉、猪肉、葱花煮豆腐、大米饭	番薯糖水
3.19	四	风行学生盒装纯牛奶、酥皮包	沙田柚	胡萝卜、杞子、蜜枣煲兔肉汤、云南小瓜炒肉片、大米饭	南瓜瘦肉粥
3.20	五	猪肝瘦肉粥、烧卖	雪梨	菜干、鸭肾、蜜枣、脊骨汤、牛肉、猪肉、鸡蛋煮西红柿	风行学生袋装奶、奶香卷

[项目要求]

1. 理解营养食谱的含义。
2. 掌握营养食谱编制的原则。
3. 掌握营养食谱评价的方法。
4. 利用所学知识独立编制营养食谱。

知识介绍

营养食谱是指膳食调配计划，即为了合理调配食物以达到营养需求而安排的膳食计划。

4.6.1　制定营养食谱应遵循的原则

1）与目标人群的针对性

确定了目标人群才能具体按照要求计算能量及营养素，不同的目标人群对能量和营养素的需求是不同的。

2）保证营养供给的平衡性

按照《中国居民膳食指南》的要求，膳食应满足人体需要的能量、蛋白质、脂肪以及各种矿物质和维生素的营养需要；各营养素之间的比例要适宜；膳食中能量来源及其在各餐中的分配要合理。要充分运用营养学平衡原理，做到主食与副食、杂粮与精制粮、荤与素、生与熟、寒性食物与热性食物的平衡。

3）膳食制度要合理

定时、定量进餐，成人一日三餐，儿童一日三餐两点，老人可一日四餐或一日五餐。

4）合理选择食物

食物种类繁多，不同食物具有不同的口味和营养特点，所以选择食物时要包含中国居民平衡膳食宝塔所列举的五大类食物，以便制作出营养全面而又美味可口的膳食。设计的营养食谱要使其能够满足目标人群的营养需要，同时要能被用餐者愉快地接受。因此，食谱要尽量采用多种多样的食物，尽量采用当地生产和供应的食物，考虑季节和市场供应情况。同时，还要考虑到用餐者的经济状况、宗教信仰以及饮食习惯等方面的因素。

5）注意膳食评价与膳食完善

用适宜的方法收集消费者的膳食资料，与中国居民膳食宝塔建议的各类食物摄入量进行比较，发现其用餐过程中的主要偏差。根据用餐者的生理特征和体力活动强度选择适宜的膳食营养素参考摄入量指标，比较两者的差异，发现摄入不足或摄入过多的营养素。这种评价的结果既可以作为膳食改善的基础，又可以作为膳食完善的依据。

6）美食原则

饮食美是生活美的重要组成部分，而中华饮食文化本身就蕴含丰富的艺术美要素。饮食美的构成包括色彩美、造型美、嗅感美、味觉美、质感美，这几大要素的和谐统一组成了饮食产品的美学特色。营养以美食为基础，美食通过营养来实现，这是营养工作的原则之一。在当今追求艺术化生存的时代，注意善于运用美学原则提高饮食生活的审美体验质量是市场的必然要求与趋势。

4.6.2　营养食谱在食物选择上应遵循的原则

①所提供食物的品种要多样化，每天最好能吃 20 种以上的食物，才能保证各种营养素的需要。

②粮谷类食物的供给十分重要，成年人每天最好食用两个以上品种，摄入量在250 ~ 400 g，不要长期食用过于精细的大米、白面，应适量食用糙米、全麦粉和其他杂粮，以增加 B 族维生素和其他营养素的供给。

③膳食中应有适当比例的动物性食物，动物蛋白与大豆蛋白的供给量应占蛋白质总供给量的 1/3 ~ 1/2，其中，动物蛋白要占优质蛋白的 1/2 以上。

④蔬菜的品种要多样化，绿色蔬菜所占比例为 60%，红黄等其他色蔬菜占 40%，才能提供数量较多的维生素 C、胡萝卜素和相当量的钙、铁等矿物质。

⑤清淡少油，油脂的摄入量控制在每天 25 g 左右，应以优质植物油为主，才能保证必需脂肪酸的供给。严格控制动物脂肪的摄入量，避免摄入过多的饱和脂肪酸、甘油三酯和胆固醇，影响心血管系统的健康。动物脂与植物油的比例控制在 1：2 左右。

⑥盐用量要少，每日应控制在 6 g 以内。

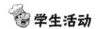 学生活动

根据所学知识，设计一份午餐营养食谱。

4.6.3　食谱的评价

1）营养评价

①食谱中所含五大类食物是否齐全，是否做到了食物种类多样化。

②各类食物的量是否充足。

膳食宝塔（第一层：谷物每天 250 ~ 400 g；第二层：蔬菜水果每天 500 ~ 900 g；第三层：鱼类、肉类、禽类、蛋类每天 125 ~ 200 g；第四层：奶类和豆类每天约 300 g。第五层：油脂类每天不超过 30 g）。

③全天能量和营养素摄入是否适宜。

④三餐能量摄入分配是否合理，早餐是否保证了能量和蛋白质和供应。

⑤优质蛋白质占总蛋白质的比例是否适当？优质蛋白质与一般蛋白质保持一定的比例（优质蛋白质占总蛋白的 1/3 以上）饱和脂肪酸与单不饱和脂肪酸和多不饱和脂肪酸之间的平衡（饱和脂肪酸占总能量的 7%，单不饱和脂肪酸 10% 以内，剩余的由多不饱和脂肪酸供给）。

⑥3 种产能营养素（蛋白质、脂肪、碳水化合物）的供应比例是否适宜？粮食所提供的能量不宜低于食物总能量的 45% ~ 50%，但也不宜高于 65%。

2）照顾饮食习惯，注意饭菜的口味

在可能的情况下，既使膳食多样化，又照顾就餐者的膳食习惯。注意烹调方法，做到色香味美、质地宜人、形状优雅。

3）考虑季节和市场供应情况

主要是熟悉市场可供选择的原料，了解其营养特点，并控制成本。

4）兼顾经济条件

既要使食谱符合营养要求，又要使进餐者在经济上有承受能力，才会使食谱有实际意义。

🧁 讨论探究

营养与美食在很多时候是一对矛盾，有人认为为了营养可以忽略"美食"，你如何看这个问题？我们可以通过哪些方法做到"美食以营养为基础，营养通过美食来实现"？

🧁 调查分析

1. 调查附近餐饮企业的食谱是如何编制的？结合所学内容进行分析。
2. 请选择一家附近餐饮企业的食谱进行评价，结合所学知识提出你的改进意见。

🧁 知识拓展

结合本课内容，运用所学知识，试分析以下食谱，并阐述你的思路。

餐 别	原料大类	周 一	周 二	周 三	周 四	周 五
早 餐	一	牛奶	豆浆	牛奶	鸡蛋	鸡蛋
	一	鸡蛋	鸡蛋	花生米	豌豆炸酱面	馄饨
	一	花卷	酱肉包子	鲜肉包子		
中 餐	肉类	土豆牛腩	辣子鸡丁	青椒肉丝	黄豆焖鸭块	红烧耗儿鱼
	素菜	芙蓉蛋	凉拌茄子	三鲜豆腐	炒时蔬	炒时蔬
		蒜香四季豆	糖醋白菜	炒空心菜	凉拌豆腐干	青椒土豆丝
	汤类	小菜血旺汤	三鲜汤	海带鸭子汤	莲藕排骨汤	番茄鸡蛋汤
	米饭	米饭	红薯米饭	玉米饭	米饭	米饭
午加餐	水果	鲜枣	橘子	香蕉	梨	苹果
晚 餐	肉类	回锅肉	木耳肉丝	芋儿鸡	鱼香肉丝	水煮腰片
	素菜	炒时蔬	麻辣豆腐	炒莴笋	炒豇豆	肉末茄子
	汤类	番茄丸子汤	紫菜汤	南瓜绿豆汤	豆芽汤	冬瓜汤
	米饭	红薯米饭	米饭	米饭	玉米饭	米饭

食物同类互换，调配丰富多彩的膳食

人们吃多种多样的食物不仅是为了获得均衡的营养，也是为了使饮食更加丰富多彩，以满足人们的口味享受。假如，人们每天都吃同样的 50 g 肉、40 g 豆，难免久食生厌，那么，合理营养也就无从谈起了。膳食宝塔包括的每一类食物中都有许多品种，虽然每种食物都与另一种不完全相同，但同一类各种食物所含营养成分往往大体上近似，在膳食中可以互相替换。

应用膳食宝塔可以把营养与美味结合起来，按照同类互换、多种多样的原则调配一日三餐。同类互换的意思就是以粮换粮、以豆换豆、以肉换肉。例如，大米可以与面粉杂粮互换，馒头可以与相应量的面条、烙饼、面包等互换，大豆可以与相当量的豆制品互换，瘦猪

肉可以与等量的鸡、鸭、牛、羊、兔互换，鱼可以与虾、蟹等水产品互换，牛奶可以与羊奶、酸奶、奶粉或奶酪等互换。

多种多样就是选用品种、形态、颜色、口感多样的食物和变换烹调方法。例如，每天吃40 g 豆类及豆制品，掌握了同类互换、多种多样的原则就可以变换出多种吃法，可以全量互换，即全换成相当量的豆浆或豆干，今天喝豆浆、明天吃豆干；也可以分量互换，如 1/3 换豆浆，1/3 换腐竹，1/3 换豆腐。早餐喝豆浆，中午吃凉拌腐竹，晚餐再喝豆腐汤。

知识反馈

一、选择题

1. 平衡膳食是指（ ）。

   A. 膳食中摄入氮等于机体排出氮

   B. 膳食中各种氨基酸保持适当比例

   C. 膳食中提供的能量和营养素能满足人体需要，且比例适当

   D. 由多种食物构成的膳食，且所提供的能量和营养素能满足人体需要

   E. 膳食中各种营养素的比例适当

2. （ ）不属于治疗性膳食。

   A. 高热能膳食　　　B. 特别制备膳食　　　C. 低嘌呤膳食　　　D. 酮体膳食

3. 下列对食品进行的加工中，食品能量得到提高的是（ ）。

   A. 谷类的碾磨加工　　B. 鱼类的清蒸　　　C. 煮茶叶蛋　　　D. 炸油饼

4. 下列操作中，维生素 C 损失最小的是（ ）。

   A. 糖拌番茄　　　　B. 制作茄泥　　　　C. 制作老虎菜　　　D. 炒制虎皮尖椒

5. 目前，我国城市居民膳食结构存在的问题主要是（ ）。

   A. 缺乏碘　　　　　B. 脂肪摄入过多　　　C. 高血压发病率高　　D. 摄取总能量偏高

6. 老年人的合理平衡膳食要求（ ）。

   A. 能量摄入要适当降低　　　　　　B. 蛋白质质量好，数量足而不多

   C. 少吃动物脂肪　　　　　　　　　D. 供给充足的无机盐和维生素

   E. 食糖少吃，食盐限量

7. 学生营养餐应按（ ）年龄段供应。

   A. 4 个　　　　　　B. 3 个　　　　　　C. 2 个　　　　　　D. 6 个

8. 配餐时，蔬菜中的绿色蔬菜和红黄色蔬菜应各占（ ）。

   A. 2/3 和 1/3　　　B. 1/3 和 2/3　　　C. 1/4 和 3/4　　　D. 各 1/2

9. 山东省的饮食习惯与华北地区类似，（ ）的平均摄入量在国内名列前茅，因此，高血压发病率较高。

   A. 食盐　　　　　　B. 肉　　　　　　　C. 蔬菜　　　　　　D. 糖

10. 华中地区的饮食习惯中，（ ）的摄入量较高，基本符合平衡膳食的要求。

   A. 粮食　　　　　　B. 糖　　　　　　　C. 蔬菜　　　　　　D. 肉

11. 在确定了能量需要量后，主食的品种、数量主要根据（ ）确定。

   A. 各类主食中碳水化合物的含量　　　B. 能量需要量

   C. 副食的用量　　　　　　　　　　　D. 主食的品种

12. 副食中蛋白质的（　　）由动物性食物供给。

     A. 1/3　　　　　　B. 2/3　　　　　　C. 1/2　　　　　　D. 1/4

13. 副食中蛋白质的（　　）由豆制品供给。

     A. 1/3　　　　　　B. 2/3　　　　　　C. 1/2　　　　　　D. 1/4

14. 副食的食用量应在确定（　　）的基础上决定。

     A. 主食用量　　　B. 能量需要量　　C. 副食的用量　　D. 主食的品种

15. 幼儿园膳食应选择营养丰富的食品，多吃（　　）。

     A. 鱼　　　　　　B. 时令蔬菜、水果　C. 肉　　　　　　D. 豆制品

16. 配餐时，要充分发挥各种食物营养价值上的特点及食物中营养素的（　　），提高其营养价值。

     A. 营养作用　　　B. 互补作用　　　C. 氧化作用　　　D. 强化作用

17. 间餐和夜餐的能量分配以占全日总能量的（　　）为宜。

     A. 10%～15%　　B. 50%～55%　　C. 20%～25%　　D. 12%～15%

18. 核实、检查烹饪原料的相关人员首先应备有（　　）。

     A. 留样器皿　　　B. 秤　　　　　　C. 食谱　　　　　D. 检测试纸

19. 脑力劳动者的配餐要注意提供碳水化合物，可多食（　　）等。

     A. 玉米　　　　　B. 小米　　　　　C. 干枣　　　　　D. 禽肉制品

20. 在确定一餐食谱时，一般选择 1～2 种动物性原料，1 种豆制品，3～4 种蔬菜，（　　）粮谷类食物，根据选择的食物确定食谱。

     A. 1 种　　　　　B. 2 种　　　　　C. 1～2 种　　　　D. 4 种以上

21. 在确定一日食谱时，一般选择（　　）动物性原料，1～2 种豆制品及多种蔬菜，2 种以上的粮谷类食物原料。

     A. 1 种　　　　　B. 2 种　　　　　C. 1～2 种　　　　D. 2 种以上

22. 常用的宣传营养配餐的方法有（　　）。

     A. 讲课或开办讲座　　　　　　　　　B. 设立宣传展板

     C. 访谈调查　　　　　　　　　　　　D. 全员调查

     E. 设立"健康饮食咨询台"　　　　　F. 进行饮食与健康状况调查

二、判断题

1. 焖的时间长短同营养素损失的多少成正比。　　　　　　　　　　　　　（　　）

2. 为保证菜肴的美观，蔬菜焯水后尽量挤去汁水。　　　　　　　　　　　（　　）

3. 勾芡可减少营养素的流失。　　　　　　　　　　　　　　　　　　　　（　　）

4. 捞饭会丢弃米汤中含有的大量维生素、矿物质、碳水化合物及部分蛋白质。（　　）

5. 凉拌菜中的植物油有利于维生素 B_1 的吸收。　　　　　　　　　　　　（　　）

6. 炒菜时过早放盐，会使蔬菜中的维生素和矿物质过多丢失。　　　　　　（　　）

7. 膳食改进方案的管理落实包括：撰写文字材料、验证新方案、确认工艺流程。（　　）

三、简答题

1. 为自己的家庭成员计算每日所需能量。

2. 判断自己每日实际摄取能量是否符合要求。

3. 某男教师 32 岁，身高 1.75 cm，体重 80 kg，根据其 BMI 计算全天能量供给。

4. 如何为自己计算产热营养素每餐需要量？

5. 已知某人能量消耗为 2 500 kcal，其中早、中、晚能量供给分别为 850 kcal、1 050 kcal 和 600 kcal，请问：此人每餐供给的能量是否适宜？

6. 简述主、副食品种和数量的确定方法。

7. 如何在实际生活中应用本课所学的内容？

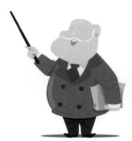

8. 根据"每餐应包含主食 1 ~ 2 种，肉类 1 ~ 2 种，豆或豆制品 1 种，水果、蔬菜 3 ~ 4 种"，夏阳同学提出了自己的问题："按书上讲的内容，我每餐至少得吃 6 盘菜，我没那么大的食量啊。"你如何看待这个问题？结合所学内容进行食谱设计。

参考文献

［1］张怀玉，蒋建基.烹饪营养与卫生［M］.2版.北京：高等教育出版社，2008.

［2］杨君.食品营养［M］.北京：中国轻工业出版社，2007.

［3］王其梅，王瑞.营养配餐与设计［M］.3版.北京：中国轻工业出版社，2021.

［4］中国营养学会.中国居民膳食指南［M］.拉萨：西藏人民出版社，2008.

［5］劳动和社会保障部教材办公室.营养配餐员［M］.北京：中国劳动社会保障出版社，2003.

［6］赵福振.烹饪营养与卫生［M］.重庆：重庆大学出版社，2015.

［7］靳国章.饮食营养与卫生［M］.重庆：重庆大学出版社，2015.

［8］刘玥.营养餐设计与制作［M］.重庆：重庆大学出版社，2017.

［9］杨月欣.中国食物成分表标准版：第一册［M］.6版.北京：北京大学医学出版社，2018.

［10］杨月欣.中国食物成分表标准版：第二册［M］.6版.北京：北京大学医学出版社，2019.

［11］杨月欣.中国食物成分表2004：第二册［M］.北京：北京大学医学出版社，2015.

［12］杨月欣，王光亚，潘兴昌.中国食物成分表：第一册［M］.2版.北京：北京大学医学出版社，2009.